DU

CALIBRE DE L'ŒSOPHAGE

ET DU

CATHÉTÉRISME ŒSOPHAGIEN

PAR

Ernest MOUTON,

DOCTEUR EN MÉDECINE,

Interne provisoire des hôpitaux de Paris,
Médaille de bronze de l'Assistance publique,
Membre correspondant de la Société anatomique.

PARIS

ADRIEN DELAHAYE, LIBRAIRE-ÉDITEUR

PLACE DE L'ÉCOLE-DE-MÉDECINE

1874

DU

CALIBRE DE L'ŒSOPHAGE

ET DU

CATHÉTÉRISME ŒSOPHAGIEN

DU
CALIBRE DE L'ŒSOPHAGE

ET DU

CATHÉTÉRISME ŒSOPHAGIEN

PAR

Ernest MOUTON,

DOCTEUR EN MÉDECINE,

Interne provisoire des hôpitaux de Paris,
Médaille de bronze de l'Assistance publique,
Membre correspondant de la Société anatomique.

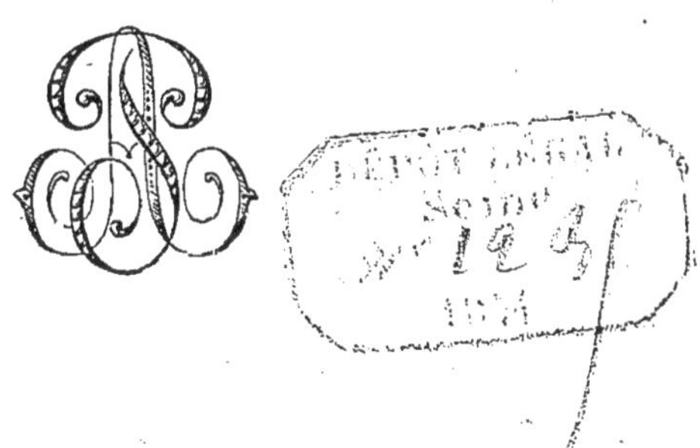

PARIS

ADRIEN DELAHAYE, LIBRAIRE-ÉDITEUR

PLACE DE L'ÉCOLE-DE-MÉDECINE

—

1874

INTRODUCTION.

Au mois de septembre 1873, remplissant provisoirement
les fonctions d'interne dans le service de M. le Dr Tillaux,
nous avons observé un cas de rétrécissement cicatriciel de
l'œsophage, dans lequel le cathétérisme semblait avoir déterminé une grave lésion. Nous avons songé alors à étudier
spécialement l'opération du cathétérisme œsophagien et à
faire de ce travail l'objet de notre thèse. M. Tillaux nous
engagea à y joindre quelques recherches sur le calibre de
l'œsophage. Depuis longtemps déjà, M. le professeur Dolbeau jugeait insuffisantes les données que nous possédons
sur le calibre normal de cet organe, M. Tillaux partageait
cette opinion, et il avait été résolu que quelques expériences, consistant à mouler l'œsophage, seraient faites à l'É-
cole anatomique de Clamart : M. Tillaux voulut bien nous
charger de ces expériences.

Bien que ce travail nous ait demandé un temps assez
considérable, la marche que nous avons suivie est des plus
simples : nous avons d'abord cherché à reproduire par le
moulage le canal œsophagien, nous avons ensuite comparé
les résultats obtenus par nous aux descriptions que nous
trouvions dans les auteurs, et en discutant chacun de ses
résultats, nous en avons fait ressortir les conséquences
pratiques ; enfin, nous avons essayé de déterminer la dilatabilité des diverses parties de l'œsophage. Dans la rédac-
tion de ce chapitre de notre thèse, nous avons toujours
exposé avec de grands détails nos procédés d'expérimentation, car, dans une étude qui exige quelque précision, les
chiffres n'ont de valeur que si l'on sait comment ils ont été
obtenus.

Abordant ensuite la question du cathétérisme œsophagien, nous avons d'abord examiné cette opération au triple point de vue de ses indications si nombreuses et si variées, des résultats qu'elle donne, des dangers qu'elle fait courir, et nous avons dû passer en revue toute la pathologie de l'œsophage, trouvant partout des applications du cathétérisme, tantôt au diagnostic, tantôt au traitement des affections œsophagiennes. Ces applications du cathétérisme aux cas particuliers ont été discutées par nous, pour plusieurs de ces cas, à l'aide des données que nous fournissaient les observations des auteurs et celles que nous avons pu recueillir.

Dans l'étude du procédé opératoire, nous avons trouvé sur un point important, deux opinions contraires en présence, et nous avons cru ne pouvoir nous prononcer qu'en ayant recours à l'expérimentation.

Tel est, en résumé, le plan de ce travail; nous l'avons fait suivre d'une table assez étendue qui permet d'en saisir l'ensemble et qui facilitera les recherches au lecteur.

Nous devons exprimer ici toute notre reconnaissance à M. Tillaux, qui avec sa bienveillance habituelle a mis à notre disposition, pour nos expériences, son laboratoire de Clamart.

Nous remercions vivement M. le professeur Dolbeau qui a bien voulu nous encourager dans notre étude du calibre de l'œsophage, et qui nous a communiqué deux faits des plus intéressants relatifs au cathétérisme œsophagien.

DU

CALIBRE DE L'ŒSOPHAGE

ET DU

CATHÉTÉRISME ŒSOPHAGIEN

PREMIÈRE PARTIE

Du calibre de l'œsophage.

La partie supérieure du tube digestif, étudiée au point de
vue de son calibre, présente ce fait remarquable d'un canal
long et étroit, l'œsophage, succèdant à deux cavités spa-
cieuses, la bouche et le pharynx. Ce brusque rétrécissement
des voies alimentaires à ce niveau a sa raison physiologique : c'est que les aliments, une fois engagés dans l'œsophage, échappent à toute action capable de les diviser mé-
caniquement, et si des corps volumineux, inattaquables
par les agents chimiques de la digestion, pouvaient sans
obstacle descendre dans l'estomac, ces corps, arrivant plus
tard dans l'intestin, y seraient des causes d'obstruction.
Cela étant donné, on comprend que la partie la plus étroite
du tube digestif soit précisément le commencement de ce
tube, la partie qui reçoit les aliments au moment où la
mastication doit les avoir réduits en parcelles suffisamment

petites. Le calibre de l'œsophage, dit M. Cruveilhier, « devait être en rapport avec les diamètres du pylore et de la valvule iléo-cæcale. » Mais l'existence d'un canal étroit entre le pharynx et l'estomac, pour être une nécessité physiologique, n'en est pas moins la cause de nombreux accidents : que, grâce à l'ampleur de la cavité buccale, un bol alimentaire trop volumineux soit préparé, qu'il s'engage dans l'œsophage et s'arrête à son origine, un accès de suffocation survient et la mort peut en être la conséquence ; qu'un corps dur demeure caché au milieu des matières molles broyées par la mastification, ce corps, qui dans la bouche et le pharynx a pu passer inaperçu, s'arrêtera dans l'œscphage et y causera peut-être quelque désordre irréparable ; qu'un liquide brûlant ou corrosif soit dégluti, et le conduit œsophagien, déjà si étroit, se rétrécissant encore par la formation d'un tissu cicatriciel, deviendra bientôt insuffisant ; enfin qu'une tumeur d'un organe voisin comprime ce canal, et presque toujours on voit apparaître des symptômes de dysphagie. La possibilité de chacun de ces faits est prouvée par de nombreux exemples enregistrés dans la science, et dans le cours de ce travail, nous aurons à discuter les signes de ces affections diverses. Nous pouvons juger dès maintenant de quelle importance est la détermination exacte du calibre de l'œsophage : le chirurgien qui veut établir le diagnostic ou le traitement d'une lésion œsophagienne est incessamment amené à se poser les questions suivantes : « En quels points de l'œsophage doivent s'arrêter de préférence les corps étrangers ? Quel doit être le volume des instruments destinés à pénétrer dans l'œsophage ? Enfin à quel degré de dilatation doit-on amener un rétrécissement pour pouvoir supposer le canal revenu à son état normal ? » Or, il est impossible de fournir une réponse valable à ces questions, si l'on ne connaît exactement le calibre de l'œsophage en chacun de ses points.

Dans nos ouvrages classiques d'anatomie, le calibre de l'œsophage est assez brièvement traité. Nous trouvons dans Cruveilhier les lignes suivantes : « Le calibre de l'œsophage n'est pas uniforme dans tous les points de son étendue. La portion la plus étroite est certainement la portion cervicale. Aussi est-ce presque toujours au cou que s'arrêtent les corps étrangers trop volumineux pour traverser les voies alimentaires.

« La portion la plus large de l'œsophage est sans contredit son extrémité inférieure. Distendu artificiellement, l'œsophage a un diamètre de 20 à 28 millimètres.

« Du reste, l'œsophage est susceptible d'une certaine dilatation, ainsi que l'attestent les corps étrangers volumineux qu'on a vus quelquefois s'engager assez loin dans ce conduit et même arriver jusque dans l'estomac. Mais son extensibilité est assez limitée. La douleur causée par le passage d'un bol alimentaire trop volumineux et l'arrêt des corps étrangers dans l'œsophage en sont la preuve. » (1)

M. Sappey traite ainsi le même sujet :

« Le calibre de l'œsophage diffère suivant qu'on le considère dans l'état de distension ou dans l'état de vacuité. Distendu à l'aide de l'insufflation, il est très-régulièrement arrondi, sans être cependant parfaitement cylindrique. Son diamètre, en effet, diminue insensiblement depuis son extrémité supérieure jusqu'à la quatrième vertèbre dorsale, et augmente à partir de ce point d'une manière aussi presque insensible jusqu'à sa terminaison. Il se compose, par conséquent, de deux cônes tronqués unis par leur sommet. Lorsqu'un corps étranger sera trop volumineux pour traverser l'œsophage, ce sera donc surtout à son entrée dans la portion thoracique de ce conduit qu'il sera arrêté, dans la très-grande majorité des cas. Ce détroit une fois traversé, il arrivera d'autant plus facilement dans l'œsophage qu'il

(1) Cruveilhier. Anatomie descriptive. Splanchnologie, p. 110.

sera plus rapproché de celui-ci. Le diamètre de cette partie rétrécie est de 20 millimètres; celui de la partie supérieure de 22 à 24, et celui de la partie terminale de 26 à 28.

« Considéré dans l'état de vacuité, ce conduit se rétracte vers son axe au point d'effacer sa cavité par suite de la juxtaposition de ses parois. Ses deux moitiés ne sont cependant pas semblables : tandis que l'inférieure conserve sa forme cylindrique, la supérieure s'aplatit d'avant en arrière. » (1)

Ainsi les données qui résultent de la lecture de ces deux livres si justement appréciés sont celles-ci : « Le calibre de l'œsophage n'est pas uniforme; la portion cervicale est la partie la plus rétrécie; à partir de la quatrième vertèbre dorsale le calibre va en augmentant jusqu'à la terminaison. Le diamètre le plus étroit est de 20 millimètres, le plus large est de 28. L'œsophage est susceptible d'une certaine dilatation »; ajoutons que M. Cruveilhier ne dit pas comment le calibre de l'œsophage a été évalué, et que M. Sappey a déterminé ce calibre sur un œsophage « distendu à l'aide de l'insufflation. » Or, il n'en est pas de l'œsophage comme de l'estomac qui, destiné à recevoir une quantité variable d'aliments y séjournant un certain temps, peut être porté physiologiquement à un degré de distension considérable; le canal œsophagien est un lieu de passage, les aliments ne doivent pas s'y accumuler, ils ne doivent s'y engager que par petites portions soigneusement divisées et n'ayant pas plus d'un certain volume; si ce volume vient à être dépassé, l'œsophage cède, il est vrai, à la distension, mais une douleur parfois très-vive nous avertit que la déglutition ne s'est pas faite dans les conditions normales; si donc, sur un cadavre, on insuffle l'œsophage, on obtient un degré de dilatation variant avec la force employée, mais qui n'est pas physiologique; et, quels que soient les chiffres

(1) Sappey. Anatomie descriptive. Splanchnologie, p. 89, 1re édition.

obtenus, on ne saurait affirmer que l'on ait mesuré ce que nous pourrions appeler le calibre fonctionnel de l'organe. De plus, on ne peut avoir recours à de tels moyens de recherches sans que l'œsophage soit disséqué, mis à nu, débarrassé des tissus qui l'environnent, on a donc sous les yeux une sorte de tube sans consistance, dont on peut faire varier à volonté la forme, la direction, la longueur, le calibre. Mais, si, pour étudier cet organe, on y verse un liquide coagulable, si l'on pratique le moulage du tube œsophagien, cette méthode permet d'éviter les inconvénients que nous venons de signaler : en premier lieu, on peut réaliser cette expérience sans que le cou et la cavité thoracique aient subi aucune dégradation, en un mot sur un sujet absolument intact ; puis, la force employée est peu considérable, elle est connue et représentée par le poids du liquide, on peut la regarder comme suffisante pour étendre les tuniques de l'œsophage, mais elle est incapable de les dilater ; enfin, le moule obtenu est un corps solide, maniable, une fidèle image de l'organe que l'on peut conserver, étudier, mesurer aussi longtemps qu'on le veut.

Nous allons dès maintenant aborder l'étude du moulage de l'œsophage, et nous commencerons par exposer pratiquement tous les détails de l'opération. On peut verser un liquide dans l'œsophage par la bouche ou par l'estomac ; les résultats obtenus sont un peu différents, comme nous le verrons plus loin, mais, quel que soit le procédé qu'on emploie, le moulage du tube œsophagien ne peut être tenté avec quelque succès que si l'opération se fait dans les conditions suivantes : on doit s'assurer que l'œsophage est libre ; la position du sujet doit être telle que ce canal soit vertical ; le sujet doit être placé à une hauteur qui facilite la dissection du cou et de la poitrine ; il doit être très-solidement fixé ; il faut que la tête soit si bien maintenue qu'elle ne puisse faire aucun mouvement dans le sens antéro-postérieur ou dans le sens latéral; enfin on doit veiller à ce que le cou ne soit pas affaissé sous le poids du corps ou sous le poids de la tête, selon la position que l'on a donnée au sujet. La simple énumération de ces conditions essentielles montre que le moulage de l'œsophage est une opération plus longue et plus difficile qu'on ne le croirait au premier abord.

Des divers procédés que nous avons essayés, voici celu qui nous a donné les meilleurs résultats, il s'applique au cas où l'on verse le liquide par l'estomac. M. Dolbeau pensait qu'il devait être plus commode de mouler ainsi l'œsophage de bas en haut, il nous a fallu cependant un certain nombre d'essais infructueux pour trouver une bonne méthode; mais dès que nous avons eu fixé notre mode opératoire, c'est ce procédé que nous avons préféré. Nous pratiquons l'expérience comme il suit :

Nous bouchons d'abord les narines du sujet avec un peu de plâtre; nous introduisons dans la bouche une éponge trempée dans le même liquide, puis avec une corde passant sous le menton et sur le crâne, nous tenons les mâchoires fortement rapprochées; on peut, si on le veut, obstruer également avec du plâtre l'ouverture labiale. Cela doit être fait la veille de l'opération ou au moins quelques heures auparavant. Le temps nécessaire pour la solidification du plâtre étant écoulé, nous étendons le sujet dans le décubitus dorsal sur une planche d'environ 2 mètres de long et 80 centimètres de large, et nous le plaçons de manière que les jambes, dépassant le bord de la planche à partir du genou, puissent être repliées en arrière au niveau de cette articulation : nous attachons alors au-dessus des malléoles une corde, dont l'autre extrémité fixée à un clou à la partie postérieure de la planche, maintient les jambes fortement fléchies. Ces préparatifs, une fois exécutés, il ne reste plus qu'à dresser la planche contre un mur, de telle façon, que le cadavre ait la tête en bas. Le sujet reste alors accroché par les jarrets, et se trouve à une hauteur qui facilite les opérations à exécuter sur la poitrine et l'abdomen. Il est bon d'appuyer la partie supérieure de la planche, non pas contre le mur directement, mais contre une de ces tablettes, comme il s'en trouve dans tous les amphithéâtres d'anatomie, à cinq ou six pieds de terre : les jambes et les pieds du sujet trouvent alors, sous la tablette, un espace vide où se loger et l'opérateur n'est pas gêné par le mur. Cela fait, nous étendons les deux bras du cadavre en croix, nous fléchissons les coudes, nous replions les deux avant-bras derrière la planche, et nous réunissons les poignets par une forte corde : le sujet se trouve alors si solidement fixé, qu'il serait impossible de lui imprimer un mouvement; il ne reste plus qu'à immobiliser la tête dans une position convenable. Pour cela, nous approchons un tabouret, sur lequel nous plaçons quelques briques ou d'autres objets, jusqu'à ce que nous arrivions à une hauteur telle, que la tête soit soutenue, ce qui évite l'allongement et le tiraillement du cou; pour empêcher les mouvements de latéralité, nous faisons passer sur la face du sujet plusieurs tours d'une longue corde qui embrasse toute la largeur de la planche; nous avons soin que la tête soit dans une position intermédiaire à la flexion et à l'extension.

Nous pratiquons alors une incision droite allant de l'ombilic au sternum, puis une seconde incision en forme de croissant à concavité tournée vers le diaphragme et ayant l'ombilic pour centre; nous rabattons les deux lambeaux ainsi formés et le paquet intestinal se présente alors à nous, refoulant par son poids l'estomac vers le diaphragme (le sujet ayant la tête en bas). A ce moment de l'opération, si, pour dégager l'estomac, on le débarrasse de ses moyens d'union avec les intestins, ce viscère ne peut plus être commodément fixé, ce qui devient une cause de gêne par la suite : le procédé le meilleur est de coudre en masse le paquet intestinal aux bords de l'incision en croissant, pratiquée au niveau de l'ombilic; l'intestin remonte alors, entraînant avec lui l'estomac qui se présente bien fixé et bien étalé dans toute l'étendue de l'ouverture abdominale. Nous pratiquons alors sur la face antérieure de l'estomac et vers sa partie médiane une incision transversale de deux ou trois doigts environ; nous introduisons l'index de la main gauche dans cet ouverture, en le dirigeant en arrière et vers le diaphragme; une sonde œsophagienne, glissée sur la face dorsale de ce doigt, pénètre immédiatement, ou après quelques tâtonnements, dans le cardia, et nous cathétérisons l'œsophage de l'estomac au pharynx. Cette précaution est indispensable; il faut s'assurer que l'œsophage est libre, car il pourrait être obstrué par des matières alimentaires et le moule serait manqué. Nous retirons la sonde, puis nous la replaçons, car l'expérience nous a montré que, si l'on veut faire pénétrer le plâtre directement dans l'œsophage sans aucun instrument qui le conduise, les parois de l'œsophage peuvent être accolées et il arrive que le liquide ne descend pas. Une sonde d'un calibre de beaucoup inférieur à celui de l'œsophage ne peut en rien modifier le résultat de l'opération par sa présence dans le canal. Cette sonde est munie d'un petit entonnoir de verre à son extrémité stomacale.

Tout étant ainsi disposé, nous préparons une certaine quantité de plâtre à mouler (ce plâtre doit être gâché très-liquide, puis filtré dans un tamis ou sur une toile grossière) et nous versons ce liquide dans l'entonnoir. Bientôt le plâtre cesse de descendre, reste dans l'estomac et distend toute la partie voisine du cardia. Si alors l'estomac n'était pas bien fixé, comme il a été dit précédemment, s'il avait été ouvert sans précaution, il serait impossible de retenir ce plâtre et d'obtenir le moule du cardia et d'une partie de l'estomac. L'opération étant ainsi conduite, on a la certitude que tout l'œsophage est rempli ; et, dans une de nos expériences, le liquide avait pénétré dans le larynx, la trachée, et avait moulé dans toute l'étendue du poumon de fines ramifications bronchiques.

Le plâtre une fois versé, il est bon d'attendre jusqu'au lendemain pour lui laisser le temps de durcir, et il ne reste plus qu'à procéder à l'extraction du moule. C'est surtout pendant cette opération que l'on reconnaît les avantages de la parfaite immobilisation du sujet. On a, en effet, respecté la cavité thoracique, afin que l'œsophage fût dans des conditions absolument normales, et il faut pour retirer le moule, détruire cette cavité, briser les côtes, scier la clavicule, et enfin débarrasser complètement l'œsophage de ses adhérences. Tout cela doit être fait avec les plus grandes précautions, sans quoi le moule se brise, l'expérience est manquée et le sujet perdu. On doit commencer cette dissection par la région cervicale, après avoir détruit la paroi thoracique, et il ne faut couper le diaphragme que lorsque l'œsophage est dégagé de tout côté : le diaphragme soutient, en effet, la partie renflée du moule qui occupe l'estomac, et qui, par son poids, briserait la tige œsophagienne. L'œsophage étant enlevé, il ne reste plus qu'à le fendre avec des ciseaux et l'opération est terminée.

Sur un sujet de quarante ans environ, de taille un peu au-dessus de la moyenne, mort de phthisie, un moule obtenu par le procédé que nous venons de décrire, présentait les diamètres que nous donnons plus bas ; ces chiffres ont été obtenus en mesurant le moule à l'aide d'un compas d'épaisseur; l'écartement des branches était évalué sur un mètre. Ces mesures ont été prises sur le diamètre transversal du moule. Nous avons commencé par la partie supérieure, et pour indiquer le niveau auquel répond un diamètre donné, nous écrivons avant ce diamètre la distance qui le sépare de l'extrémité supérieure, notre point de départ :

```
Origine de l'œsophage. . . . . . . . . . . . . . .   14 millim.
A 1 centim. au-dessous (renflement olivaire).   19   —
A´ 3      —      et demi de l'origine.. . . . . . .   15   —
A 4      —            —          —            15   —
A un peu moins de 7 centim. de l'origine. . .   14   —
A 11 centim. de l'origine. . . . . . . . . . . .   20   —
A 14      —           —          —            17   —
A 15      —           —          —            21   —
A 17      —           —          —            20   —
A 21      —           —          —            12   —
A 22      —           —          —            12   —
A 25      —           —          —            12   —
A 25      —      et demi de l'origine.. . . . . . .   14   —
```

Ce tableau nous montre :

1° Que l'œsophage présente à son extrémité supérieure l'un des points les plus rétrécis de son diamètre.

2° Qu'immédiatement au-dessous vient un renflement qui s'efface presque aussitôt : ce renflement n'est pas constant, nous possédons l'extrémité supérieure de deux œsophages moulée séparément, et dans ces deux moules on ne remarque pas cette particularité aussi accusée, il y a seulement à ce niveau une petite dilatation. Ces deux œsophages provenaient de sujets du sexe féminin.

3° Qu'à 3 centimètres 1[2 commence un rétrécissement dont le maximum est à 7 centimètres, et qu'à partir de ce dernier point le calibre augmente sensiblement jusqu'à 11 centimètres.

4° Qu'à partir de 11 centimètres, le calibre diminue légèrement, puis augmente de nouveau de telle façon que vers 15 centimètres, il est à son maximum.

5° Qu'à partir de 15 centimètres, le calibre diminue de telle sorte que 6 centimètres plus bas (à 21) il se trouve être plus étroit qu'en aucun autre point.

6° Que cette étroitesse de la partie inférieure de l'œsophage persiste jusqu'au cardia.

Nous ferons remarquer qu'en dressant ce tableau, nous avons évalué la distance de l'extrémité supérieure à chacun des points, non pas en suivant les courbes du tube œsophagien, mais en ligne droite ; l'œsophage aurait donc une longueur un peu plus considérable que celle que lui attribue M. Sappey (25 centimètres au maximum chez les sujets de taille moyenne), on conçoit d'ailleurs que ce chiffre doit varier dans une certaine proportion suivant les individus, et notre sujet avait environ $1^m,75$.

Pour que ces résultats aient une signification bien nette, il nous reste maintenant à établir la situation des points dilatés et rétrécis de l'œsophage par rapport aux organes voisins, et à comparer notre description à celle des auteurs.

Le rétrécissement brusque qui marque l'origine de l'œsophage est signalé par tous les auteurs, et tous y attachent une grande importance : il y a là une sorte de barrière destinée à arrêter les corps d'un volume trop considérable, et à permettre au sujet de les rejeter à l'extérieur sans leur donner le temps de pénétrer définitivement dans les voies alimentaires. En effet, un corps arrêté à ce niveau peut encore être saisi par le pharynx et ramené dans la bouche sous l'influence d'un ensemble de mouvements admirablement appropriés à ce but : une contraction spasmodique resserre l'orifice œsophagien, et en même temps l'œsophage remonte vers le pharynx dont les muscles constricteurs entrent en action. D'après M. Sappey l'origine même de l'œsophage serait un peu plus large que la partie qui vient immédiatement au-dessous : « Le diamètre de l'œsophage diminue insensiblement depuis son extrémité supérieure jusqu'à la quatrième vertèbre dorsale. » L'étude des moules que nous avons obtenus semblerait démontrer que sous l'orifice rétréci de l'œsophage existe une dilatation, assez notable chez certains sujets, et ce serait seulement au-dessous de ce renflement que commencerait la diminution graduelle du calibre. Follin (1), dans son beau travail sur les rétrécissements de l'œsophage, a cherché si les diverses positions de la tête n'avaient pas quelque influence sur le calibre de l'extrémité supérieure du tube œsophagien, et cet auteur a trouvé que l'ouverture est plus étroite dans l'extension forcée de la tête : « si alors on cherche à faire pénétrer le bout de l'indicateur dans l'orifice supérieur de l'œsophage, on le sent fortement pressé. » Nous verrons plus loin que les conclusions que Follin tire de ce fait, au point de vue de la position à donner à la tête dans le cathétérisme, ne sont pas entièrement justifiées par des expériences plus complètes. Quant à la position de l'extrémité supérieure de l'œsophage, elle varie également selon l'état de flexion ou d'extension de la tête : la tête est-elle fortement étendue, l'orifice du tube œsophagien répond : « au corps de la cinquième vertèbre ou au moins au disque intervertébral qui sépare la cinquième de la sixième »; la tête est-elle fortement fléchie, « le même orifice descend au niveau du disque intervertébral qui sépare la sixième de la septième » (2). Nous avons constaté nous-même la réalité de ces mouvements de l'œsophage quand on change la position de la tête : lorsque cette position est intermédiaire à la flexion et à l'extension forcée, l'origine de l'œsophage répond au corps de la sixième vertèbre cervicale. Cette indication, précieuse

(1) Follin. Thèse d'agrégation. Chirurgic., 1853, p. 9.
(2) Follin. Loc. cit.

pour le chirurgien qui pratique l'œsophagotomie, est insuffisante lorsqu'il s'agit de reconnaître à l'aide du cathétérisme le point du canal œsophagien qu'occupe un corps
étranger ou un rétrécissement; comme on aborde alors
l'œsophage par la cavité buccale, la situation de l'orifice
doit être donnée d'après un point fixe pris dans la bouche
elle-même. Dans la belle clinique de M. Béhier sur les rétrécissements de l'œsophage, nous trouvons les lignes suivantes : « Il faut bien vous rappeler que c'est par la distance
qui sépare le point que les dents incisives marquent sur le
cathéter et la boule qui le termine, et que le rétrécissement
arrête, qu'on peut mesurer exactement le siége de ce dernier » (1). C'est là, en effet, le point de repère habituellement choisi, mais il est évident que cette mensuration ne
peut fournir des indications utiles que si l'on connaît la
distance qui sépare les dents incisives de l'origine de l'œsophage, aussi avons-nous été fort étonné de ne trouver l'évaluation de cette distance dans aucun traité d'anatomie chirurgicale ; nous avons cru devoir combler cette lacune en
faisant l'expérience suivante : Sur un sujet entier (car l'enlèvement des viscères thoraciques permet à l'œsophage et
à la trachée de se rétracter) nous avons mis à découvert
latéralement la partie inférieure du larynx, et tandis qu'un
aide maintenait la tête à demi renversée en arrière, nous
cathétérisions l'œsophage ; l'index de la main gauche étant
bien maintenu au niveau du bord inférieur du cartilage
cricoïde, nous avons senti l'extrémité du cathéter toucher
l'extrémité de notre doigt à travers la paroi de l'œsophage,
nous avons marqué le niveau auquel répondaient les dents
incisives, et le cathéter étant retiré et redressé, nous avons
mesuré la distance entre son extrémité et le point noté :
l'expérience fut répétée plusieurs fois, et le chiffre trouvé
à toujours varié entre 14 et 15 centimètres. L'instrument

(1) Béhier. Cliniques, p. 57.

dont nous nous servions était la sonde œsophagienne munie d'une petite baguette de bois servant de mandrin; ce détail est important, car une sonde molle pourrait se courber beaucoup trop et donner une évaluation absolument fausse. Le sujet était de taille médiocre. Ayant déterminé ce chiffre, nous n'avons pu comprendre comment M. Béhier rapportait « au commencement même de l'œsophage » un rétrécissement situé à « 25 centimètres des dents incisives ». Entre cette mesure et celle que nous avons trouvée, il y a une différence de 10 centimètres ! Follin pensait qu'on pouvait atteindre avec le doigt l'orifice de l'œsophage, mais M. Richet fait remarquer fort justement que sur le cadavre même, on a de la peine à y parvenir : « tous les chirurgiens savent, en effet, qu'il n'est pas toujours possible d'explorer les replis aryténo-épiglottiques, situés cependant beaucoup plus haut et beaucoup plus en avant » (1). Nous devons dire à ce propos que, dans le livre si remarquable de l'éminent chirurgien, nous avons vainement cherché l'étude du calibre de l'œsophage.

Au-dessous de l'orifice œsophagien que nous venons de décrire, nous trouvons la petite dilatation signalée plus haut; puis un long rétrécissement qui atteint son minimum de diamètre à 7 centimètres. Ce point correspond au sommet du cône supérieur de M. Sappey qui en fait la partie la plus étroite de l'œsophage, bien qu'il lui assigne un calibre de beaucoup supérieur (20 millimètres) à celui que nous trouvons en ne distendant pas le canal œsophagien. M. Sappey tire de l'existence de ce rétrécissement une excellente conclusion : « Lorsqu'un corps étranger sera trop volumineux pour traverser l'œsophage, ce sera donc surtout à son entrée dans la portion thoracique du conduit qu'il sera arrêté dans la très-grande majorité des cas. » M. Cruveilhier place un peu plus haut ce point d'arrêt : « C'est presque

(1) Richet. Anatomie médico-chirurgicale, 2ᵉ édition, p. 277.

toujours au cou que s'arrêtent les corps étrangers trop volumineux pour traverser les voies alimentaires. » Velpeau ne partage pas l'opinion de ces deux anatomistes : « Une fois que les corps étrangers ont franchi l'origine de l'œsophage et sont arrivés au delà du cartilage cricoïde, on ne voit pas ce qui s'opposerait à ce qu'ils allassent plus loin » (1). Nous ne pouvons malheureusement nous ranger à cet avis ; la connaissance du calibre de l'œsophage (par quelque procédé qu'on l'étudie) montre à tous les anatomistes ce qui peut empêcher les corps étrangers « d'aller plus loin, lorsqu'ils sont au delà du cartilage cricoïde. » Il leur reste encore à traverser deux parties aussi étroites que l'origine même de l'œsophage, et en premier lieu le rétrécissement que nous étudions ici : ce rétrécissement commençant à la septième vertèbre cervicale atteint son minimum de diamètre au niveau de la troisième dorsale. Or, la crosse de l'aorte remontant, chez l'adulte, jusqu'à 20 millimètres au-dessous de la fourchette du sternum et se portant ensuite à gauche, en arrière et en bas se trouve en rapport avec l'œsophage, précisément à la hauteur de cette troisième vertèbre dorsale ; il résulte de là que toute dilatation de l'aorte à ce niveau comprimera une partie déjà fort étroite de l'œsophage, et que les corps étrangers arrêtés en ce point rétréci du canal pourront, s'ils le perforent ou l'ulcèrent, léser directement l'aorte. Nous aurons l'occasion de citer deux de ces faits dans le cours de ce travail.

Au-dessous de ce rétrécissement, se trouve un commencement de dilatation cylindrique, presque aussitôt interrompue par une sorte de gouttière allant de droite à gauche et de haut en bas, gouttière creusée sur la partie antérieure de l'œsophage qui semble avoir subi à ce niveau une torsion de droite à gauche et d'arrière en avant. Cette gouttière est pour nous l'empreinte de la bronche gauche qui se trouve

(1) Velpeau. Anatomie chirurgicale, p. 478.

à son origine en rapport intime avec l'œsophage. La conséquence de cette connexion des deux organes est que les
lésions de l'œsophage à cette hauteur se transmettent très-
facilement à la bronche et produisent une adhérence inflammatoire des deux conduits ; la désorganisation peut être
telle qu'il y ait bientôt en ce point communication du conduit œsophagien avec les voies respiratoires : ce fait est fort
bien démontré dans une observation inédite que nous don-
nerons dans la seconde partie de cette étude.

Cette gouttière se termine à 13 centimètres de l'extrémité
supérieure, et l'œsophage se renfle alors de nouveau de
manière à atteindre un diamètre de 21 ou 22 millimètres.
Cette portion est, comme nous le verrons, la plus succeptible
de se dilater ; c'est la seule partie qui se trouve présenter
un calibre considérable sans que l'on ait fait subir à l'œsophage aucun effort de distension. Mais jusqu'à quel niveau
s'étend cette dilatation? ce calibre supérieur à celui de la
partie thoracique, persiste-t-il jusqu'à la terminaison du
canal œsophagien? Ici, ce que nous avons observé est contraire aux descriptions des auteurs. M. Cruveilhier écrit ce
qui suit : « La portion la plus large de l'œsophage est sans
contredit son extrémité inférieure, » et nous lisons dans le
livre de M. Sappey : « Le diamètre de l'œsophage augmente
d'une manière aussi presque insensible depuis la quatrième
vertèbre dorsale jusqu'à sa terminaison. » L'œsophage ne
présenterait donc plus aucun point rétréci à partir de la
quatrième vertèbre dorsale, et il irait s'aboucher dans l'estomac sans avoir subi au-dessus du cardia aucune nouvelle
diminution de calibre ; son diamètre, au contraire, irait toujours en augmentant de haut en bas. Telle n'est pas la forme
d'un moule de l'œsophage pris sur un sujet absolument intact : nous verrons, dans un instant, que cette différence
dans le résultat de l'observation tient au procédé anatomique employé.

Décrivons maintenant la partie inférieure de l'œsophage. A 16 ou 17 centimètres de l'extrémité supérieure, le calibre de l'œsophage commence à diminuer graduellement, et cette diminution est telle qu'à 21 centimètres, le diamètre n'est plus que de 12 millimètres, et se trouve, par conséquent, inférieur à ce qu'il était au niveau de la première vertèbre dorsale. Ce rétrécissement se prolonge sur une étendue de 5 centimètres, c'est donc une sorte de canal étroit, de filière, que le bol alimentaire doit traverser avant d'arriver au cardia. Constatons, de plus, que ce canal étroit n'est suivi d'aucune dilatation notable ; dans les cinq derniers centimètres , l'œsophage est donc uniformément rétréci. Nous devons dire toutefois que la plus petite pression augmente le calibre de l'œsophage à ce niveau ; c'est ainsi qu'en moulant l'œsophage par la bouche, le simple poids du liquide amène cette portion à un diamètre de 18 millimètres.

Tels sont les résultats que nous donne la mensuration des moules de l'œsophage obtenus dans les conditions précédemment indiquées, mais le volume normal du bol alimentaire, la déglutition possible de certains corps d'un grand diamètre, démontrent que l'œsophage doit se laisser assez facilement dilater : l'étude de cette dilatation est donc le complément nécessaire de tout ce que nous venons de dire. Voici le procédé que nous avons employé pour déterminer la dilatabilité de l'œsophage : sur un sujet de taille moyenne, nous avons disséqué l'œsophage et l'estomac, puis posé une ligature sur l'ouverture pylorique ; cela fait, nous avons rempli d'eau l'estomac, puis lié la partie inférieure du pharynx un peu au-dessus de l'origine de l'œsophage, nous avions donc là une poche close de toutes parts et terminée par un canal également fermé, et il nous suffisait de presser sur cette poche pour dilater ce canal. N'exerçant d'abord aucune pression, nous remarquons que l'aspect général de

l'œsophage n'est pas précisément ce que nous montrait la
reproduction de l'organe, prise alors que la cavité thoracique était intacte. Les courbures ne semblent plus aussi
nettes, on ne distingue plus aucune particularité de
forme, et le canal œsophagien se réduit alors à une sorte
de tube assez régulièrement cylindrique. Le calibre mesuré
dans cet état est le même que celui du moule, pour la partie
supérieure de l'organe, en faisant toutefois abstraction de
l'épaisseur des parois que nous avons évaluée à 1 millim. 1/2,
soit 3 millimètres pour un même diamètre. A la partie inférieure, au contraire, tout est changé, nous ne retrouvons
plus le rétrécissement des cinq derniers centimètres, et
l'œsophage va en augmentant de calibre de haut en bas :
on reconnaît bien là le cône inférieur décrit par M. Sappey.
Ces remarques générales étant faites, nous pressons sur
l'estomac dans le but de dilater l'œsophage. Nous augmen-
tons cette pression jusqu'à ce que nous voyions que le
volume de l'œsophage ne change plus. Les diamètres sont
alors les suivants, déduction faite de 3 millimètres pour les
parois :

A l'origne. . . . . 18 millim.
A 1 centim. au-dessous. . . . . 24 —
A 7 — de l'extrémité supérieure. . . . . 19 —
A 11 — — — 24 —
De 13 à 19 centim. — — 35 —
A 21 centim. — — 22 —
A l'extrémité cardiaque. . . . . 25 —

La seule lecture de ces chiffres nous montre que la dilatation n'est pas uniforme : dans toute l'étendue de la partie
supérieure, le calibre n'a augmenté que de 4 à 5 millimètres ; au contraire, vers la partie moyenne de l'œsophage, sur une étendue de 6 centimètres, la dilatation a été
environ de 13 à 14 millimètres ; en cet endroit, est donc la

partie la plus dilatable de l'œsophage ; l'augmentation sur la partie inférieure est de 10 à 11 millimètres. Dans un travail publié récemment, (1) nous lisons : « D'après ce que nous avons constaté en étudiant la dilatabilité de l'œsophage dans les différents âges et les deux sexes, si l'on veut éviter les accidents, les diamètres des plus grosses bougies que l'on puisse employer pour la dilatation de cet organe doivent être les suivants :

« Pour les femmes au-dessus de 16 ans et de petite taille, 20 millimètres ;

« Pour les femmes au-dessus de 16 ans et de grande taille, 21 millimètres ;

« Pour les hommes au-dessus de 16 ans, 21 millimètres. » Et un peu plus bas : « Quant aux adultes, la dilatation de l'orifice supérieur de l'œsophage pourrait aller chez les femmes de petite taille jusqu'à 23, 24 et même 25 millimètres de diamètre. » Nous ne pouvons poser aucune objection à M. Lesbini relativement à la méthode opératoire qui lui a donné ces résultats, cette méthode n'étant pas indiquée ; nous devons dire seulement que ces chiffres, indiquant le calibre des parties les plus étroites de l'œsophage, nous semblent beaucoup trop élevés : nous avons insufflé aussi fortement que nous l'avons pu la partie supérieure d'un œsophage de femme « au-dessus de seize ans » et nous n'avons pu obtenir un diamètre supérieur à 20, ce qui nons donne un calibre de 17 millimètres.

Cette dilatabilité relative des trois points étroits de l'œsophage nous donne de précieux renseignements sur la constitution anatomique de ces parties rétrécies, sur la nature des forces qui contribuent à diminuer le calibre de l'œsophage à telle ou telle hauteur. L'orifice supérieur, dilatable de 4 millimètres, doit la médiocrité de son calibre à

(1) Lesbini. Traitement des rétrécissements œsophaegins par la méthode, etc... Thèse doctorat, 1873.

deux causes : en premier lieu, au diamètre réel, organique, du tube œsophagien à ce niveau, diamètre qui est de 14 millimètres en l'absence de toute distension ; en second lieu, à la contraction spasmodique qui peut se produire à ce niveau pendant la vie. Il doit donc être toujours possible, quand il n'y a pas de lésion organique, de passer un cathéter ayant plus de 14 millimètres ; si le cathéter ne pénètre pas, c'est le spasme qui l'en empêche. Enfin, lorsqu'on est arrivé à 18 millimètres de dilatation, on ne doit pas chercher à obtenir un diamètre plus considérable. Quant au rétrécissement de la partie inférieure, son abolition est complète lorsque l'œsophage est débarrassé du diaphragme, à tel point que les anatomistes qui ont étudié l'œsophage complètement disséqué ne le signalent pas. Cela nous montre que ce rétrécissement est dû au passage du tube œsophagien à travers une sorte de long canal formé par le diaphragme qui se contracte sur lui. La grande dilatabilité de l'œsophage à ce niveau prouve que le calibre réel des tuniques n'entre pour rien dans ce rétrécissement, mais nous pouvons encore tirer de ces faits une autre conclusion, relativement à la portion abdominale de l'œsophage décrite par les auteurs : nous avons vu que le rétrécissement inférieur va jusqu'au cardia ; le diaphragme étant enlevé, l'œsophage se dilate librement jusqu'à cet orifice, donc la cause du rétrécissement était tout entière diaphragmatique, et la portion abdominale n'existe pas ; car si l'œsophage un peu au-dessous du cardia n'était plus contenu dans le diaphragme, on ne comprendrait pas que cette partie inférieure fût rétrécie ou dilatée selon que le diaphragme existe encore sur le sujet ou a été enlevé. La dernière portion de l'œsophage mériterait donc le nom de *portion diaphragmatique* bien plus que celui de *portion abdominale*.

Il a été démontré par M. Rouget que les fibres du diaphragme forment sur la partie inférieure de l'œsophage un rudiment de sphincter diaphragmatique, » et comme il est incontestable, dit ce cèlèbre anatomiste, qu'on peut résister volontairement à l'effet des contractions musculaires qui tendent à chasser le contenu de l'estomac, ce sphincter serait alors le seul agent de la volonté » (1).

Quant au rétrécissement qui siége à la partie supérieure du thorax, nous ne pensons pas que l'élément musculaire intervienne dans sa formation : il résulte tout entier d'un amoindrissement réel du diamètre de l'œsophage à ce niveau. Nous croyons pouvoir trouver la cause de ce rétrécissement dans le mode de développement de l'œsophage : en effet, les cas de malformation nous montrent que la jonction des culs-de-sac (stomacal et pharyngien) qui vont à la rencontre l'un de l'autre, doit se faire à l'union du tiers supérieur avec les deux tiers inférieurs de l'œsophage, c'est-à-dire vers 7 ou 8 centimètres de l'extrémité supérieure, ce qui est précisément le siége du point rétréci ; de là nous tirons cette conclusion que les rétrécissements congénitaux du tube œsophagien doivent habituellement siéger à 8 centimètres environ de l'origine, et ne sont qu'une exagération de l'état normal.

Si nous envisageons maintenant au point de vue de sa forme et de sa direction le tube œsophagien reproduit par le moulage, nous faisons les remarques suivantes : ce tube est aplati d'avant en arrière dans toute sa portion cervicale et le commencement de sa portion thoracique. Ce fait est signalé par tous les anatomistes : M. Cruveilhier écrit : « L'œsophage est un peu aplati et comme affaissé à sa partie supérieure », et M. Sappey exprime ainsi ce fait : « Considéré dans l'état de vacuité, ce conduit se rétracte vers son axe au point d'effacer sa cavité par une sorte de justaposition de ses parois. Ses deux moitiés ne sont cepen-

(1) Société de biologie, 1851.

dant pas semblables : tandis que l'inférieure conserve sa forme cylindrique, la supérieure s'aplatit d'avant en arrière. » Nous ferons toutefois remarquer que la forme aplatie dans le sens antéro-postérieur que nous signalons ici n'est pas un affaissement, et que cette forme ne semble pas exister seulement dans l'état de vacuité : nous la retrouvons, en effet, dans des moules dont le liquide avait parfaitement distendu les parois œsophagiennes, et nous pensons que cet aplatissement se trouve toujours conservé, quelle que soit la force de dilatation employée, pourvu que l'œsophage n'ait pas été disséqué, et que le cou et le thorax soient absolument intacts. Quant aux courbes du tube œsophagien, nous avons observé les inflexions latérales si bien décrites par les auteurs, mais nous avons remarqué que ces courbes varient suivant les sujets, alors même que la position de la tête est la même (on sait que lorsque la tête est renversée en arrière, l'ascension de l'extrémité supérieure de l'œsophage a pour effet d'effacer en partie les premières courbes), sur le moule qui nous a donné les diamètres précédemment cités, les inflexions latérales sont extrêmement accusées.

Nous avons une observation plus importante à faire sur les courbes antéro-postérieures de l'œsophage. Nous avons trouvé l'inflexion bien connue de la partie inférieure de l'œsophage en avant ; cette particularité, qui ne présente d'ailleurs que peu d'intérêt, est signalée par tous les auteurs. Mais il ne semble pas y avoir la même concordance dans les observations sur un autre fait d'une bien plus grande valeur. MM. Sappey et Cruveilhier n'admettent pas que l'œsophage suive la courbe de la colonne vertébrale en arrière, et M. Cruveilhier s'exprime ainsi sur ce sujet : « En arrière, l'œsophage répond à la colonne vertébrale, sur laquelle il n'est pas aussi immédiatement appliqué qu'au cou, et dont il ne suit nullement la courbure dorsale, dont il est séparé par un espace rempli de tissu cellulaire, par des ganglions lymphatiques, par la veine azygos et par le canal thoracique. » Nous lisons, au contraire, dans l'*Anatomie* de M. Richet, les lignes suivantes : « ..... Puis l'œsophage plonge dans la partie la plus reculée du médiastin, en suivant l'inflexion de la colonne vertébrale en arrière. » L'examen des moules que nous avons obtenus, et d'autres observations encore que nous exposerons avec le *manuel opératoire du cathétérisme œsophagien*, ne nous laissent pas le moindre doute à cet égard : l'œsophage ne suit pas l'inflexion de la colonne vertébrale en arrière, il descend verticalement (dans le sens antéro-postérieur) depuis son origine jusqu'à quelques centimètres de sa terminaison ; la description de MM. Sappey et Cruveilhier est donc parfaitement exacte ; si l'on a trouvé quelquefois l'œsophage couché sur la colonne vertébrale, c'est qu'on l'a disséqué après avoir détruit le médiastin : l'œsophage, dégagé alors de tous ses moyens d'union avec les organes voisins, repose sur les vertèbres thoraciques, parce que le sujet est étendu sur le dos. M. Chassaignac, croyant à l'inflexion de l'œsophage en arrière, a fait reposer sur l'existence de cette prétendue courbe cervico-thoracique toute sa méthode du cathétérisme œsophagien.

Ici se termine l'étude anatomique que nous avions entreprise ; le lecteur trouvera, à la fin de notre thèse, les conclusions de cette première partie de notre travail.

SECONDE PARTIE

***

Du cathétérisme œsophagien.

***

AVANT-PROPOS.

Le cathétérisme œsophagien est une opération des plus
simples ; aussi l'intérêt que peut offrir son étude vient-il
bien moins de l'examen du procédé opératoire que de la di-
versité des cas particuliers réclamant ce mode d'intervention. Il résulte de cela que tout dans cette question doit être
rapporté aux faits pathologiques. S'agit-il de montrer quels
résultats l'on doit attendre du cathétérisme de l'œsophage,
on ne peut aborder cette étude à un point de vue général, il
faut voir chaque indication en particulier et la discuter.
S'agit-il d'en signaler les dangers : mais l'opération en elle-
même n'en présente aucun, et si quelque accident grave
ou même mortel s'est produit à la suite du cathétérisme, un
examen attentif de l'observation montre presque toujours
que la cause première de cet accident est dans la nature du
fait pathologique pour lequel on a sondé l'œsophage ; c'est
de là qu'est venu le danger, l'opération considérée isolément
n'est pas en cause. Cela étant donné, on comprend facilement que nous n'avons pu introduire dans cette étude d'autres divisions que celles qui se rapportent aux indications
mêmes du cathétérisme : nous avons partagé ce sujet en deux
chapitres ; dans l'un nous étudions le cathétérisme employé
comme moyen d'exploration, dans l'autre le cathétérisme

employé comme moyen thérapeutique, et autour de chaque indication, nous groupons les résultats et les accidents de l'opération faite dans ce cas particulier. Seul, le procédé opératoire a pu être traité d'une manière générale, car nous avions, dans les deux chapitres precédents, exposé toutes les petites modifications à y introduire selon le but que l'on se propose d'atteindre, et il restait à étudier les règles applicables dans tous les cas.

Nous aurions pu placer ici une notice historique sur le cathétérisme de l'œsophage, mais l'histoire de cette opération est assez peu intéressante lorsqu'on l'envisage ainsi dans son ensemble ; elle a été faite d'ailleurs par Jerdy (1), et si complètement qu'il serait impossible de rien y ajouter ; nous croyons faire un travail plus utile, en signalant les faits historiques qui peuvent se rapporter à telle ou telle indication du cathétérisme avec l'étude même de cette indication. Disons seulement ici que l'opération du cathétérisme de l'œsophage n'a été faite que fort tard. L'historien Peyrilhe avait traduit par « tuyau » le mot grec μυστίλη qui désigne, dans un passage d'Arétée un instrument servant à introduire des aliments dans la bouche ; mais il a été démontré que ce mot signifie bouchée de pain taillée en cuillère ou même cuillère. Nous ne trouvons le cathétérisme signalé ni dans Guy de Chauliac, ni dans Ambroise Paré ; on pratiquait donc les amputations de membres alors qu'on ne tentait pas encore le cathétérisme de l'œsophage. Willis paraît être le premier qui ait véritablement fait usage de cette opération; mais il faut remonter jusqu'au XVIIIe siècle, jusqu'à Beutel (*De struma œsophagi*, 1742) pour voir l'emploi du cathétérisme œsophagien se généraliser. Telle est l'origine du cathétérisme de l'œsophage, nous signalerons dans le cours de ce travail ses modifications successives.

(1) Gerdy. Histoire des bandages et pansements, t. II, p. 187.

CHAPITRE PREMIER.

Les conditions dans lesquelles est pratiqué le cathétérisme explorateur diffèrent beaucoup\: quelquefois les symptômes accusés par le malade, la marche des phénomènes
pathologiques et surtout les commémoratifs, montrent immédiatement la nature de la lésion, et l'exploration directe
n'est faite que pour en préciser le siége et l'étendue ; mais
bien souvent aussi tout renseignement de cette nature fait
défaut, le malade se plaint seulement de dysphagie, et il
s'agit de reconnaître la cause de cet accident qui peut dépendre d'une affection étrangère à l'œsophage. Pour bien
établir l'indication du cathétérisme explorateur dans ces derniers cas, nous devons nous poser d'abord cette question :
« Y a-t-il un signe spécial, pathognomonique, qui accompagne toujours les lésions du tissu œsophagien ? » Si nous
en croyons Mondière, ce signe existerait, ce serait le hoquet ;
la seule absence de ce signe permettrait donc de reconnaître que la cause de la dysphagie est située en dehors de
l'œsophage ; mais il faudrait pour cela que le hoquet fût
réellement observé toutes les fois que l'œsophage est primitivement atteint, comme le pensait ce savant médecin ; or
nous savons aujourd'hui qu'il n'en est pas toujours ainsi,
et M. Béhier dans sa Clinique des rétrécissements de l'œsophage cite deux cas (l'un de rétrécissement cicatriciel consécutif à la déglutition d'un verre d'eau seconde, l'autre de
rétrécissement cancéreux) dans lesquels le hoquet a manqué
complètement, et l'éminent professeur, discutant le second
de ces faits, en donne l'explication suivante : « L'absence
du hoquet, lequel a été cependant donné comme signe né-

cessaire et caractéristique des maladies de l'œsophage, trouve ici la même explication que dans le premier cas. Rien, chez le second malade, n'a sollicité la mise en action des houppes nerveuses à titre de point de départ de l'action réflexe de laquelle dépend le hoquet. L'altération a été graduelle, moléculaire en quelque sorte, et les éléments nerveux ont été étouffés par elle, comme ils étaient détruits par la cautérisation chez notre premier malade. » Le hoquet peut donc manquer dans un de ces cas sans commémoratifs que nous étudions ici, et cela suffit à ôter à ce symptôme une grande partie de sa valeur dans le diagnostic des causes de la dysphagie. Il est un autre signe que l'on a donné comme caractérisant les maladies intrinsèques de l'œsophage, c'est le bruit de glouglou perçu par le malade lui-même lors de l'ingestion des liquides ; mais ce signe, autrefois regardé comme important, « est peu mentionné dans ces vingt-cinq dernières années, dit M. Béhier, depuis qu'un cachet particulier de netteté et de précision caractérise les observations.» Nous pouvons donc dire qu'avant l'examen complet du malade, aucun symptôme ne nous indique si la gêne fonctionnelle tient à une maladie de l'œsophage lui-même, et tant que nous n'aurons pas exploré avec soin la région cervicale et le thorax, rien ne nous autorisera à rejeter du diagnostic les nombreuses causes de dysphagie étrangères à l'œsophage.

Or, parmi ces causes, il en est qui, précisément au point de vue de l'opportunité du cathétérisme, méritent la plus sérieuse attention : ce sont les anévrysmes de l'aorte et de l'artère sous-clavière. Mondière ne pensait pas que les anévrysmes de l'aorte produisissent de la dysphagie et il a écrit les lignes suivantes : « Pour ce que disent la plupart des auteurs même modernes, qui ont écrit sur les rétrécissements de l'œsophage, qu'on les a souvent confondus avec la dysphagie produite par la compression exercée par un anévrysme de l'aorte, nous observerons qu'indépendamment des symptômes ordinaires aux dilatations de ce vaisseau principal qui ne permettent guère de les méconnaître, il est une chose remarquable et dont il est difficile de se rendre compte, c'est que presque toujours dans 10 cas au moins sur 12, où l'on a vu des anévrysmes de l'aorte s'ouvrir dans l'œsophage la déglutition n'a été nullement gênée » (1). Suit la liste des 12 cas tous observés par des médecins dont l'autorité est universellement reconnue. Nous ne songeons pas à mettre ces faits en doute, mais à ces 12 cas négatifs au point de vue de la dysphagie on pourrait aujourd'hui en opposer cent autres dans lesquels cet accident a existé ; nous n'insisterons pas plus longtemps sur cette opinion de Mondière, et nous admettrons, comme un fait parfaitement reconnu et devenu classique, que les anévrysmes de l'aorte peuvent produire de la dysphagie. Cela étant donné, supposons que dans un de ces cas la dysphagie soit le symptôme dominant accusé par le malade, et qu'en présence de ce signe le médecin, sans chercher rien de plus, juge opportun d'explorer immédiatement l'œsophage par le cathétérisme, quel résultat pourra donner alors cette opération ? Un seul fait va nous le montrer : Il y a quelques années, M. Adolphe Richard recevait à sa consultation particulière un malade se plaignant d'un peu de dysphagie ; ce malade, envoyé par un confrère de la ville, venait, sur l'avis de son premier médecin, demander une séance de cathétérisme œsophagien. Adolphe Richard pratiqua de suite cette opération et le malade eut une syncope ; on put cependant au bout de quelques instants le faire transporter à son domicile ; là il fut pris de vomissements de sang et il expira deux heures environ après le cathétérisme. Nous devons à M. le professeur Dolbeau la connaissance de ce fait si intéressant et absolument inédit.

(1) Mondière. Archives générales de médecine, t. XV, p. 380.

Mouton.   3

Nous citerons plus loin une autre observation (que M. Dolbeau nous a communiquée également) relative au cathétérisme thérapeutique dans les cas de compression de l'œsophage par les anévrysmes de l'aorte; mais, traitant dans ce chapitre la question de l'exploration directe de l'œsophage dans les cas de dysphagie, il nous a semblé que l'observation qu'on vient de lire avait ici sa place : un pareil exemple montre, en effet, combien peut être dangereux le cathétérisme de l'œsophage pratiqué avant tout examen et comme premier moyen de diagnostic ; et résumant maintenant tout ce qui précède nous pouvons regarder comme démontrées les deux propositions suivantes :

1° Il n'existe pas de signe accusé par le malade qui indique absolument si la dysphagie résulte d'une lésion œsophagienne ou d'une affection étrangère à l'œsophage.

2° On ne doit jamais avoir recours au cathétérisme œsophagien avant d'avoir soigneusement exploré les régions cervicale et thoracique : l'auscultation en avant et en arrière, la percussion, la palpation, en un mot tous les procédés de recherche doivent être employés d'abord, et le cathéterisme ensuite, si rien ne vient contre-indiquer cette opération. En suivant cette marche, on évitera l'un des dangers du cathétérisme explorateur. Bien que nous ne parlions ici que des cas sans commémoratifs, nous sommes amené cependant à généraliser cette règle de l'auscultation préalable, car les malades ont tendance à trouver des causes extérieures à toutes leurs sensations pathologiques et peuvent ainsi imaginer des commémoratifs complètement faux ; nous n'admettrions d'exception que pour les cas où un accident récent, bien constaté, est évidemment la cause du mal.

Ayant exposé ces observations préliminaires sur le cathétérisme explorateur en général, nous pouvons maintenant aborder l'étude de cette opération dans les deux ordres d'accidents œsophagiens où elle donne les indications les plus précieuses : dans les cas de corps étrangers et de rétrécissement de l'œsophage.

L'étude du cathétérisme explorateur dans les cas de corps étrangers comprend deux parties bien distinctes : d'abord l'indication du cathétérisme, puis la description des instruments à employer et la marche à suivre dans l'opération.

Pour poser l'indication du cathétérisme explorateur dans ces cas, il nous faut bien montrer sous quelle forme se présentent parfois les phénomènes pathologiques produits par un corps étranger de l'œsophage ; il peut arriver, en effet, que ces phénomènes soient si singuliers qu'on n'ait aucune présomption sur leur cause réelle, qu'on ne soupçonne même pas une maladie de l'œsophage, et, par conséquent, qu'on ne songe pas un instant à pratiquer le cathétérisme œsophagien. Cette indication du cathétérisme est donc fort difficile à établir et relève surtout de la connaissance des faits pathologiques. Ce sujet est important et nous allons le traiter avec quelque étendue.

Il semblerait que lorsqu'un corps étranger capable de causer de graves accidents est avalé, le sujet doive toujours en avoir conscience, et cela est habituellement vrai ; mais il est des cas (en dehors même de ceux observés chez les aliénés) où le corps étranger est dégluti sans que le malade s'en doute ; ce n'est qu'au bout d'un temps plus ou moins long que se produisent certains symptômes, variables suivant les circonstances, et dont il est parfois fort difficile de déterminer la cause ; bien plus souvent, le corps étranger révèle d'abord sa présence par des signes non douteux, mais bientôt la douleur se calme, la gêne elle-même cesse complètement, le bol alimentaire est normalement dégluti, et tout, en un mot, semble indiquer que le corps avalé n'est plus dans l'œsophage ; d'autres fois, des tentatives de propulsion ont eu lieu, on croit avoir fait descendre le corps étranger dans l'estomac, et, si le malade accuse encore quelque sensation de douleur, de piqûre, on attribue ce fait au traumatisme que l'œsophage a nécessairement subi dans le cours de ces opérations. Dans tous ces faits, la lenteur des manifestations pathologiques, le temps considérable écoulé entre le fait originel et ses conséquences font méconnaître la nature du mal, mais il en est d'autres où le contraire se produit : le corps étranger manifeste immédiatement sa présence par des signes terribles qui semblent devoir causer la mort en quelques instants ; le malade étouffe, il est pris d'épouvantables accès de suffocation « accès qui, par parenthèse, dit M. Terrier, nous paraissent résulter bien plus d'une excitation réflexe que d'une action toute mécanique (1). » Or, de tels symptômes peuvent, comme les précédents, être une cause d'erreur ; dans les cas à accidents lents et tardifs, on se demande s'il y a bien un corps étranger ; dans les cas à accidents rapides, on ne sait si le corps étranger est dans le larynx ou dans l'œsophage. Disons enfin que les corps qui obstruent l'œsophage suivent parfois une voie insolite pour pénétrer dans ce conduit, ce qui ajoute encore à la difficulté du diagnostic ; c'est ainsi que Houillier rapporte un cas dans lequel un morceau de poumon de bœuf chassé de l'estomac par le vomissement s'arrêta dans le tube œsophagien et amena un violent accès de suffocation. On cite également des cas d'accidents graves produits par la présence de lombrics dans l'œsophage ; dans un cas de De la Prade, il y eut mort subite, et un peloton de lombrics fut trouvé à la hauteur de la glande thyroïde. Toutes ces observations sont soigneusement rapportées dans le mémoire de Mondière (2).

Parmi les exemples de corps étrangers avalés et méconnus par la suite, nous citerons avec quelque détail ceux qui, ayant donné lieu à des observations complètes, se présente-

(1) Terrier. OEsophagotomie externe. Thèse d'agrégation, p. 41.
(2) Mondière. Archives générales de médecine, t. XXIV, p. 398.

ront à nous appuyés de toutes les garanties désirables d'authenticité, ou qui offriront à notre étude soit une remarquable série d'accidents, soit d'instructives erreurs de diagnostic :

Mondière (1), dans le mémoire que nous venons de citer, rapporte un cas de corps étranger méconnu qui séjourna dix-sept mois dans l'œsophage, et donna lieu à des symptômes tels que les médecins traitèrent le malade comme atteint de catarrhe, puis d'asthme suffocant. Dans le même volume (p. 398) se trouve l'observation suivante :

En 1780, une dame avala un fragment d'os. Les accidents les plus graves survinrent. On crut que l'os était descendu dans l'estomac, parce qu'il ne subsista aucun des signes qui peuvent servir à faire reconnaître la présence d'un corps étranger dans l'œsophage. On ne s'occupa plus de la malade qui buvait et mangeait assez facilement. Il lui restait seulement un enrouement, une voix un peu rauque et un léger malaise que l'on supposa être la suite de l'irritation causée par le corps étranger et les moyens qui avaient été mis en usage pour l'extraire et le faire descendre dans l'estomac. Il se passa un certain temps sans accidents remarquables, excepté un léger sentiment douloureux en avalant, et un peu de gêne quand le malade mangeait des substances un peu plus consistantes que de coutume. Après un laps de temps, dont on n'a pas fixé la durée, la maigreur devint considérable, la voix s'éteignit; un enrouement très-fort se déclara; il survint une toux vive, qui augmenta beaucoup en peu de temps. La malade devint jaune; la fièvre s'alluma; des douleurs à la poitrine se déclarèrent; les crachats devinrent épais, grisâtres et sanguinolents; les forces diminuèrent, et la malade, considérée par les médecins comme phthisique au second degré, fut traitée en conséquence. Quatorze ans se passèrent dans cette succession d'accidents, ce fut alors que M. Gaultier de Claubry vit la malade, et au premier aspect, il la jugea parvenue au dernier degré de phthisie. Mais, par un examen plus attentif et par le souvenir de ce qui s'était passé, il revint de son premier jugement et ne balança pas à attribuer toute cette série de symptômes fâcheux à la présence du corps étranger. En examinant la bouche, on la vit remplie et enduite de pus dans son fond. Il la fit

(1) Mondière. Loc. cit., p. 321.

laver et il vit alors qu'elle était enflammée et que cette inflammation augmentait à mesure qu'elle s'étendait vers le pharynx, où la malade sentait une vive chaleur. Il fit de légères pressions le long du cou, la malade fit un mouvement et dit sentir de la douleur lorsque les doigts pressaient le cou auprès de la clavicule du côté gauche. L'auteur se décida alors à employer l'émétique, mais au moment où il se préparait à commencer son traitement, la nature vint au secours de la malade ; celle-ci eut des envies de vomir, puis des vomissements, dans l'un desquels après avoir ressenti une douleur dans la gorge, comme si quelque chose se déchirait ; elle rejeta l'os qui, depuis quatorze ans, lui avait causé tant d'accidents.

Nous trouvons dans les *Bulletins de la Société anatomique* (1) l'observation suivante, qui présente le plus grand intérêt :

A. V..., 36 ans, n'ayant éprouvé antérieurement que des indispositions passagères, telles qu'angine, etc., fut pris dans les premiers jours d'avril 1872 d'une toux légère, sans fièvre, et offrant les caractères d'un rhume ordinaire. Cependant l'appétit et toutes les fonctions restaient normales. Bientôt la toux augmente ; il y a quelques crachats muqueux. La voix devient rauque d'abord, puis voilée par instants, en même temps que la gêne de la respiration allait s'accroissant et devenait une dyspnée des plus pénibles. Aussi se voyant menacé de suffocation, V... entre à l'hôpital Lariboisière le 25 août, dans le service de M. Millard, salle Saint-Vincent-de-Paul.

Apyrexie. Le malade déclare qu'il a conservé l'appétit ; la déglutition ne paraît pas gênée.

Le lobe droit du corps thyroïde offre presque le développement d'un œuf de poule et descend jusqu'à la fourchette sternale. Le gauche est également hypertrophié, moins que le droit. Ces deux lobes sont mobiles dans tous les sens et ne paraissent pas comprimer la trachée.

A distance le malade fait entendre un véritable cornage. L'inspiration est extrêmement difficile et reste certainement très-incomplète, malgré la participation énergique de tous les muscles du cou, du thorax et même de la face. Les yeux font saillie, les lèvres et les joues commencent à se cyanoser. L'expiration ne rencontre pour ainsi dire pas de difficulté.

L'inspection de l'arrière-gorge et le toucher des régions sus-glot-

(1) Bulletin de la Société anatomique, 1872.

tiques ne donnent que des renseignements négatifs : ni rougeur, ni tuméfaction. L'obstacle à la respiration doit siéger plus bas. Disons tout d'abord que les commémoratifs éloignent l'idée d'un corps étranger des voies aériennes.

La percussion thoracique en avant n'indique aucun foyer. Pas de matité anormale sur le trajet de la trachée ou des bronches, ni du côté du cœur ou des gros vaisseaux.

A l'auscultation, silence absolu du murmure respiratoire dans toute la hauteur du poumon gauche, en avant et en arrière. A droite, le bruit vésiculaire ne s'entend pas non plus en arrière, mais il est déjà très-affaibli sous la clavicule. Tous ces points sont sonores à la percussion.

Enfin la palpation du cou ne découvre point d'autres tumeurs que celles dues à l'hypertrophie du corps thyroïde. Pas de douleur spontanée ou provoquée en ces mêmes points.

L'examen laryngoscopique n'a pas été pratiqué. Le sujet est d'une taille un peu au-dessus de la moyenne, de forte constitution, bien musclé ; son hygiène habituelle ne laisse rien à désirer. Il n'y a dans ses antécédents aucun soupçon d'affection nerveuse ou d'intoxication quelconque.

Bref, les symptômes actuels, la date peu éloignée de leur dèbut, leur marche, tout contribue à entourer le diagnostic d'une certaine obscurité.

L'obstacle à la respiration ne se trouve ni au-dessus du larynx, ni dans le larynx même. Il faut éliminer l'hypothèse de paralysie glottique, puisque la voix est conservée. Elle est seulement voilée et difficile à cause du petit volume d'air qui passe à travers la glotte. Nous avons déjà dit qu'il ne paraît pas non plus occuper la portion cervicale de la trachée. La trachéotomie ne semble donc pas indiquée ; et si malgré cela l'opération était tentée, on pourrait craindre, outre qu'elle fût inutile, de voir le malade succomber séance tenante.

Sans qu'il y ait de véritables accès de suffocation (par spasme glottique par exemple), on observe cependant après des intervalles de temps, pendant lesquels il y a un peu de calme, comme une recrudescence de la dyspnée ; le cornage, le sifflement, les efforts de la respiration, sont alors plus énergiques. Enfin la toux du début semble indiquer une irritation de la muqueuse respiratoire, dont la cause première semble inconnue.

La thérapeutique ne pouvait être médicale : 8 sangsues, un vomitif.

Aucune amélioration dans la poitrine. Le lendemain, au contraire, les accidents étaient plus menaçants : le silence de la respiration s'était étendu à la totalité des deux poumons. Dans l'après-midi, le malade qui n'avait pas perdu ses forces et continuait à se lever, fut trouvé mort dans le cabinet.

A l'autopsie, on trouva le poumon et l'arbre aérien hyperémiés; la paroi postérieure de la trachée fait, au niveau des quatre premiers anneaux, une forte saillie qui bouche presque la lumière du canal, et l'on trouve en ouvrant l'œsophage une poche creusée sur le bord droit de la paroi antérieure de ce conduit, au-dessous du cartilage thyroïde; cette poche renferme un corps étranger, un os retenu par les inégalités de sa surface.

Ce fait démontre bien ce que nous disions en commençant ce chapitre sur ces cas où l'on ne soupçonne même pas la présence d'un corps étranger dans l'œsophage, tant les symptômes accusés sont inattendus.

Dans le beau rapport de M. Brouardel fait à la Société anatomique en novembre 1867, nous trouvons plusieurs exemples, également remarquables, des accidents produits par le séjour des corps étrangers :

Un individu entre à l'hôpital avec les symptômes d'une pneumonie du côté gauche. Les accidents se calmèrent; mais le dixième jour, après un accès de toux, le malade vomit des filets de sang vermeil et mourut en moins de cinq minutes.

A l'ouverture, on trouva les traces de la pneumonie, l'œsophage presentait vers le milieu de la poitrine une ulcération de la largeur d'une pièce de vingt sous, qui avait déterminé celle de l'aorte, puis la rupture de cette artère à 2 pouces au-dessous de sa grande courbure. A l'endroit de cette crevasse, on trouvait un petit os de 1 pouce e largeur, de forme pyramidale, pesant 16 grammes. Ce jeune homme avait avalé cet os huit ou dix jours avant son entrée.

Autre observation : Un militaire atteint d'état général grave, avec douleurs vagues du cou, sans grande difficulté de déglutition et sans vomissement, après avoir avalé un morceau de viande avec un os qu'il croyait avoir rendu, mourut dans la nuit du cinquième au sixième jour par perforation de l'aorte.

Voici un autre fait dans lequel il n'y eut aucune douleur, aucune gêne, avant les premières manifestations de la lésion mortelle amenée par la présence du corps étranger :

Un caporal, M..., le 16 mars 1824, après avoir fait l'appel de sa chambrée, et s'être pendant quelque temps amusé avec ses camarades, fut atteint d'une hémorrhagie abondante. Sans cause connue, sans douleur préalable, il avait tout à coup vomi ses aliments du repas de cinq heures, mêlés à une certaine quantité de sang, en partie liquide et en partie coagulé, que nous évaluâmes à un litre et demi environ. Je fus appelé aussitôt; M... avait le pouls large, sans être dur et saccadé, le visage était pâle et un peu de moiteur couvrait toute l'habitude du corps. Le malade était tranquille, il n'accusait aucune douleur, et se plaignait seulement d'une légère gêne qu'il rapportait à la partie antérieure du cou. La respiration était d'ailleurs parfaitement libre. Le lendemain, l'hémorrhagie se renouvela ; elle fut de 4 ou 5 livres. On m'apprit alors que le malade avait plusieurs fois avalé des pièces de six francs, qu'il rendait par la voie des selles quelques jours après, et que depuis quinze jours il avait ingéré une pièce semblable qui n'était pas encore sortie.

On découvrit à l'autopsie, dans l'œsophage, à la hauteur de la bifurcation des bronches, une pièce de six francs, solidement retenue par les parois du conduit, placée de champ.

Ces quelques observations, prises parmi tant d'autres, nous montrent combien est grande la difficulté du diagnostic dans ces cas, et combien sont tristes les résultats de l'incertitude, du doute, de l'expectation ; nous devons donc essayer d'établir les règles à suivre pour arriver, le plus souvent possible, à reconnaître sûrement la présence du corps étranger. De ce qui précède, nous pouvons déjà conclure, comme nous l'annoncions plus haut : 1° qu'un corps étranger logé dans l'œsophage peut y séjourner pendant plusieurs jours sans trahir sa présence par aucune gêne, par aucune douleur ; 2° que les accidents, parfois très-graves et subitement mortels que produisent les corps étrangers, ayant séjourné un certain temps dans l'œsophage, ne portent pas spécialement sur l'œsophage lui-même, mais sur les organes voisins, de sorte que l'attention du médecin se tourne tout entière vers une maladie secondaire capable de rendre compte des symptômes observés; et il arrive ainsi que l'on ne soupçonne pas l'accident primitif. M. Brouardel a bien mis en lumière tout ce que ces faits ont de remarquable, et nous ne pouvons mieux faire que de citer les lignes qui terminent son mémoire : « Ce qui a le droit de surprendre, c'est que dans presque tous ces cas l'existence du corps étranger a été méconnue, ou bien parce que tout antécédent manquait, ou bien parce que l'on pensait que le corps étranger avait été déplacé. Les malades souffraient peu, vaquaient à leurs occupations ordinaires, et les douleurs qui existaient étaient volontiers rapportées à quelque éraillure produite antérieurement par le corps étranger. Il est admis, en effet, qu'un corps étranger du pharynx et de l'œsophage laisse, même après son ablation, une sensation à peu près analogue à celle que causerait sa présence.

« Ce qui contribue aussi à faire croire au déplacement du corps étranger, c'est que les fonctions de déglutition se trouvent conservées chez la plupart des malades. Non-seulement les boissons passent, mais même souvent les solides. »

Déduisant maintenant de toutes ces données l'indication du cathétérisme, nous pouvons dire : toutes les fois qu'on observera certains symptômes d'une affection thoracique ou cervicale, insolites dans leur apparition et dans leur marche, ne répondant nullement à l'état intérieur du sujet, ne donnant pas à l'examen les signes bien nets d'une maladie connue, s'accompagnant parfois de douleurs et d'un sentiment de gêne et de constriction au niveau du cou, d'enrouement de la voix, d'accès de suffocation, on devra songer à la présence possible d'un corps étranger dans l'œsophage. Il n'est pas besoin même que tous ces signes se trouvent réunis, pour qu'une telle idée soit justifiée, il suffit que l'on rencontre quelques-uns de ces symptômes et que l'on juge, comme M. Millard dans le fait précédemment cité, que leur ensemble a quelque chose d'inexplicable dans l'hypothèse d'une maladie spontanée. Nous ne saurions donner de règles plus fixes pour la conduite d'un tel diagnostic, tant les cas diffèrent entre eux : nous ne pouvons que signaler la possibilité de ces faits et éveiller l'attention de ce côté, mais l'appréciation des symptômes, dans chaque cas particulier, reste tout entière au médecin, et c'est surtout en rejetant tour à tour, par voie d'élimination, les maladies spontanées qu'on arrivera à admettre qu'un corps étranger est peut-être arrêté dans l'œsophage. Ces diagnostics présentent de telles difficultés qu'on aura déjà fait un grand pas en parvenant à soupçonner la cause du mal. On interrogera alors le malade au point de vue des corps déglutis, et, si quelque renseignement positif était donné, il faudrait en tenir compte, lors même que l'époque de l'accident serait déjà assez éloignée; ajoutons que l'absence de commémoratifs ne devrait pas faire renoncer à l'idée d'un corps étranger, et, qu'après mûr examen, on doit pratiquer le cathétérisme. L'indication de l'opération étant posée, demandons-nous comment nous devons la pratiquer, quel résultat nous pouvons en espérer.

Nous abordons ici un sujet qui ne nous semble pas avoir été complètement traité par les auteurs : Mondière, dans son travail sur les corps étrangers que nous avons déjà cité, constate « qu'Hévin n'a pas abordé les cas obscurs du diagnostic, » et il comble fort bien cette lacune en montrant toute la série des symptômes qui peuvent induire en erreur; mais il se borne ensuite à indiquer l'utilité du cathétérisme; et aucun des livres que nous avons pu lire n'insiste sur les détails de l'opération dans les cas dont il s'agit; or, ces détails ont la plus grande importance comme nous allons essayer de le montrer :

Lorsqu'un corps étranger fait dans l'œsophage une assez forte saillie pour opposer quelque difficulté au passage de la sonde, il doit de même gêner le passage du bol alimentaire, causer de la dysphagie, et, par conséquent, révéler sa présence par un signe fonctionnel non douteux, en dehors même de toute exploration directe; réciproquement, s'il n'y a aucune gêne fonctionnelle, on peut affirmer que l'obstacle matériel existant dans l'œsophage est peu considérable, que la lumière du canal est presque entièrement libre : si alors on veut reconnaître le corps étranger par l'impossibilité de faire franchir à la sonde le point qu'il occupe, on comprend que le résultat soit nul, que le cathéter ne rencontre aucun obstacle, précisément dans ces cas obscurs où l'on a eu recours à cette opération comme dernier moyen de diagnostic. Cette inefficacité du cathétérisme, dans beaucoup de cas, se trouve signalée dans le passage suivant de la thèse de M. le Dr Martin (1) : « Il importe toutefois de savoir que même des explorations de ce genre (cathétérisme), répétées à plusieurs reprises, n'aboutissent pas, dans certaines circonstances, à faire reconnaître le corps étranger. C'est ainsi qu'on a vu des arêtes de poisson, par exemple, placées suivant la longueur du conduit œsophagien ou des os très-plats appliqués contre ses parois n'opposer aucun obstacle au passage de l'instrument qui pouvait descendre et remonter avec une entière liberté dans toute son étendue. » Nous avons lu, en effet, plusieurs observations dans lesquelles un corps étranger occupant l'œsophage ne fut pas découvert par le cathétérisme. Mais, dans la plupart des cas, le cathétérisme fut pratiqué soit avec la sonde œsophagienne ordinaire, soit avec une tige de baleine munie d'une éponge. Dans l'observation 10 de la thèse

____

(1) Albert Martin. Doctorat, 1868. Des corps étrangers de l'œsophage considérés principalement au point de vue de leur traitement, p. 11.

de M. Terrier (1), le Dr Cheever raconte ainsi son exploration : « Ayant préparé une éponge douce, assez large pour remplir l'œsophage, et l'ayant attachée à une longue sonde œsophagienne, je la passai deux fois dans le conduit pharyngo-œsophagien..... L'éponge arrivait presque jusqu'au sternum, et au delà du siége de la douleur, sans rencontrer aucun obstacle. » Nous montrerons plus loin, en complétant ce fait, qu'un signe accessoire et non recherché par l'opérateur lui donna une précieuse indication : contentons-nous de constater maintenant l'absence d'obstacle. Ce résultat négatif du cathétérisme était facile à prévoir, puisque, dans ces cas, l'obscurité du diagnostic tient précisément à ce que le canal œsophagien n'est pas obstrué : il est alors naturel qu'une sonde peu volumineuse, ou dont le diamètre n'a été augmenté qu'à l'aide d'une éponge, traverse l'œsophage comme le ferait le bol alimentaire et sans donner aucune indication nouvelle.

Mais, en ne poussant pas plus loin la discussion, on semble oublier que l'impossibilité d'introduire un cathéter dans un canal n'est pas le seul moyen de reconnaître la présence d'un corps étranger dans ce canal. Cette méthode, excellente quand il s'agit d'un rétrécissement, est insuffisante dans ce cas. Lorsqu'on cherche dans l'épaisseur des tissus une balle que l'on suppose y être logée, lorsqu'on cherche une petite esquille osseuse, un fragment de fer ou de bois, quel résultat obtiendrait-on en explorant la blessure, à l'aide d'une sonde de gomme munie ou non d'une éponge ? N'est-il pas un signe bien connu du chirurgien qui dans tous ces cas est presque seul donné par l'exploration directe ? Ce signe est la sensation d'un corps dur, touchant si légèrement que ce soit l'instrument explorateur. Or, lorsqu'un corps étranger est logé dans la paroi œsophagienne ou appliqué contre elle, un tel cas peut être assimilé à ceux

(1) Félix Tenier. Doctorat, 1870. De l'œsophagotomie externe, p. 133.

que nous venons de citer : on a alors un canal d'un assez grand diamètre et en un point inconnu de ce canal un corps d'un volume très-petit, par rapport au passage qui reste libre. La méthode doit donc être la même : l'obstacle à l'introduction du cathéter sera nul dans les deux cas, on doit rechercher le corps étranger à l'aide d'un instrument capable de transmettre la sensation de corps dur. En se servant d'un tel instrument, dans un cas dont le diagnostic était facile d'ailleurs et où le corps étranger obstruait en partie l'œsophage, on a pu entendre même à distance le choc du cathéter contre le corps dur, comme le montrent les lignes suivantes (il s'agit d'un sou arrêté à l'origine de l'œsophage) : « M. Dupuytren sentit de la résistance, et pour mieux acquérir la certitude du fait, il engagea les assistants à prêter attention. Imprimant ensuite à la tige métallique des mouvements légers et rapides d'allée et venue, chacun put entendre le son produit par le choc de la boule d'argent contre le gros sou » (1). L'instrument dont se servit Dupuytren était, en effet, merveilleusement propre à produire et à transmettre des vibrations au contact d'un corps dur; c'était « une tige d'argent flexible, quoique résistante, longue de 45 à 50 centimètres et terminée d'un côté par un anneau ou une plaque qui servait à la retirer, de l'autre par une petite boule sphérique qui formait son extrémité exploratrice..... il y avait plusieurs sondes de ce genre dont la longueur et le volume étaient différents et dont les boules présentaient depuis 2 jusqu'à 5 ou 6 millimètres de diamètre. » L'emploi de la tige d'argent est certainement excellent, mais le volume des boules nous paraît de beaucoup inférieur à celui qu'on pourrait leur donner : avec un instrument remplissant si peu le tube œsophagien, on a quelque chance de passer à côté du corps étranger sans le toucher, si ce corps est petit. L'exploration pourrait être faite avec la tige

(1) Dupuytren. Leçons orales, p. 524, t. III.

d'argent munie de ces olives d'ivoire qui servent à traiter les rétrécissements : on choisirait une olive de 11 millimètres environ. Nous pensons que dans beaucoup de cas, l'exploration étant ainsi pratiquée, le chirurgien étudiant les sensations de contact que lui transmet le cathéter, on pourrait obtenir des résultats que d'autres méthodes ne donnent pas. Mais si le corps étranger a presque entièrement ou même complètement disparu dans la paroi de l'œsophage, on ne peut plus espérer en trouver la trace par le procédé que nous venons d'indiquer : on doit alors baser la recherche non plus sur la possibilité de toucher le corps, mais sur l'existence nécessaire d'une ouverture laissant écouler une certaine quantité de sang ou de pus le long de l'œsophage, et occupant le point primitivement lésé. Si alors, n'espérant trouver ni obstacle, ni sensation de corps dur, on pratique le cathétérisme avec la sonde munie d'une éponge, on trouvera sur cette éponge des traces de produit pathologique avec lequel elle aura été en contact. L'examen d'un des cas que nous avons cités plus haut démontre qu'on aura plus de chance de provoquer l'écoulement d'un peu de pus et d'obtenir l'indication cherchée, si l'on presse légèrement avec les doigts les deux côtés de la base du cou au moment où passe l'éponge : il peut y avoir, comme nous l'avons vu, dans les tissus de véritables poches où s'accumule le pus. Dans la thèse de M. Terrier, nous trouvons qu'un chirurgien, Cheever (1), cherchant un corps étranger de l'œsophage ne rencontra aucun obstacle à l'introduction du cathéter, mais remarqua, après l'opération, une petite tache de sang sur l'éponge fixée au bout de la sonde, et sut tirer le plus grand parti de cet indice. Nous pensons qu'on doit faire de ce signe donné par le hasard l'objet d'une recherche constante dans les cas obscurs dont il s'agit ici. Résumons

(1) Observation citée plus haut, p. 47.

maintenant en quelques lignes les règles du cathétérisme explorateur dans ces cas :

Lorsqu'un corps étranger de l'œsophage donne lieu à des symptômes tels que le diagnostic est difficile, si l'on cherche à reconnaître à l'aide du cathétérisme la présence de ce corps, on ne doit pas espérer que la sonde rencontrera un obstacle ; dans un grand nombre de cas, alors même qu'un corps assez volumineux occupait l'œsophage, la sonde a pénétré sans difficulté ; on recherchera d'abord la sensation de corps dur à l'aide de la tige d'argent terminée par une sphère du même métal ou munie de l'olive d'ivoire ; si cette sensation est trouvée, on notera à quelle profondeur est enfoncée la sonde à ce moment, ce qui donnera le niveau du point occupé par le corps étranger ; le cathétérisme avec la baleine munie d'une éponge pourra montrer ensuite par les taches observées quel côté de l'œsophage est lésé ; il faut toutefois pour cela que le corps soit fixé dans l'œsophage depuis quelques jours au moins. Si la sensation de corps dur manquait, comme cela arriverait certainement dans beaucoup de cas déjà anciens, l'éponge pourrait parfaitement suffire au diagnostic : la situation du corps étranger, par rapport au côté droit ou gauche, serait donnée par la position des taches suspectes observées sur le cathéter ; quant à la hauteur, on la déterminerait en enfonçant d'abord la sonde à une petite profondeur, puis un peu plus, et ainsi de suite jusqu'à ce qu'elle rapportât des taches de sang ou de pus.

Nous pensons qu'en pratiquant le cathétérisme avec cette méthode, on a peu de chance de méconnaître la présence d'un corps étranger, et l'on pourra dans beaucoup de cas arriver à préciser sa situation, immense avantage lorsqu'on est amené à pratiquer une grave opération, l'œsophagotomie externe, pour enlever la cause du mal.

Il nous reste maintenant à étudier les résultats que l'on

peut attendre du cathétérisme explorateur dans les cas de rétrécissements de l'œsophage. Les rétrécissements ne donnent jamais lieu à ces symptômes singuliers, inattendus, que l'on trouve, comme nous l'avons vu, dans un grand nombre de cas de corps étrangers; on observe jamais, lorsqu'il y a rétrécissement, des signes graves extérieurs à l'œsophage et n'affectant en rien les fonctions de cet organe, il n'y a donc pas à craindre des erreurs complètes de diagnostic comme celles que nous avons citées dans le paragraphe précédent, et cela simplifie beaucoup l'indication du cathétérisme dans ces cas : comme la gêne fonctionnelle, accusée par le malade, fait toujours soupçonner l'existence d'un rétrécissement, le chirurgien a immédiatement recours au cathéter pour vérifier l'exactitude d'un diagnostic qu'il a porté d'avance dans la plupart des cas; et non-seulement ce moyen d'exploration n'est jamais omis, mais il arrive souvent qu'on l'emploie tout d'abord avant d'avoir complètement examiné le malade, pratique dangereuse que nous avons condamnée dans les premières pages de ce chapitre, en posant la règle de l'auscultation préalable. Cela étant rappelé, nous allons examiner les données que fournit le cathétérisme au point de vue du siége du rétrécissement, de son calibre, de son étendue et de sa nature.

Si l'on s'en rapportait aux sensations que le malade accuse, on se tromperait facilement sur le siége du rétrécissement, car le malade rapporte le plus souvent le sentiment de gêne et de douleur au niveau du pharynx. « Cela fait ressortir le symptôme particulier que nous avons signalé plus haut, dit Mondière, d'après les observations de MM. Broca et Lechevrel, savoir que, alors même que le rétrécissement de l'œsophage en occupe le point le plus inférieur, il semble aux malades qu'il a son siége dans un point plus ou moins rapproché du pharynx : et même dans le cas rapporté par M. Howship, cet effet sympathique fut

tellement marqué que le médecin commit une erreur dans
le diagnostic (1). » Une telle erreur ne serait pas toujours
détruite par l'épreuve du cathétérisme, car l'œsophage présente, à son origine, comme nous l'avons vu, un rétrécissement normal qu'un spasme peut encore exagérer pendant
la vie. Nous devons, en notant ce fait, donner comme une
règle générale, le précepte de faire parcourir à la sonde la
longueur entière de l'œsophage, si cela est possible sans
violence, car en retirant l'instrument dès qu'on a franchi un
premier obstacle, on s'exposerait à méconnaitre ceux qui
peuvent siéger au-dessous. Lorsque le cathéter est introduit,
dès qu'on rencontre un obstacle, on note sur la tige d'argent
le point auquel correspondent les dents incisives : nous
avons dit plus haut que la longueur de sonde qu'il faut
faire pénétrer dans la bouche du sujet pour parvenir à l'origine de l'œsophage, est de 15 centimètres environ , en
mesurant à partir des incisives sur le cathéter redressé; il
faut donc pour savoir à quelle partie du canal existe le rétrécissement, enlever le cathéter, mesurer l'espace existant
depuis l'extrémité inférieure de l'olive jusqu'au point noté,
puis retirer quinze : or, cette manœuvre est assez longue,
elle nécessite l'emploi d'un mètre, la connaissance d'un
chiffre, l'enlèvement du cathéter sur lequel il faut faire une
marque ; nous pensons qu'il vaudrait mieux établir sur le
cathéter une graduation disposée de telle sorte que la lecture d'un chiffre donnât le résultat cherché : pour cela, il
suffirait de diviser la tige d'argent en centimètres à partir
du point qui répond aux incisives quand la sonde parvient à
l'entrée de l'œsophage : c'est-à-dire écrire le chiffre 1 à
15 centimètres ou plutôt à 14 centim. 1/2 et continuer la
graduation en allant vers l'anneau terminal. Cette notation
permettrait de lire sur la tige que l'on tient à la main la

______

(1) Mondière. Archives générales de médecine, t. XXV, p. 377.

profondeur du rétrécissement par rapport à l'extrémité supérieure de l'œsophage : les dents du sujet répondent-elles au chiffre 7, le rétrécissement est à 7 centimètres de l'origine ; au chiffre 25, il est au cardia. On pourrait reconnaitre ainsi plusieurs rétrécissements consécutifs sans retirer la sonde pour chacun d'eux.

Le calibre des rétrécissements sera donné par le diamètre des olives qui auront pu le franchir ; nous avons seulement à faire sur l'évaluation de ce calibre les observations suivantes : dans un rétrécissement, quelle, qu'en soit la nature, une certaine contraction spasmodique vient toujours augmenter le resserrement du canal au point lésé. Cette contraction est facilement vaincue par le cathétérisme, et reste quelques instants sans se reproduire, le spasme nerveux étant vaincu par l'effort de l'instrument dilatateur. Ce fait est bien exposé par M. Béhier dans la clinique que nous avons déjà citée (page 57). Il suit de là « qu'un premier cathétérisme, quand il a réussi, facilite presque toujours ceux qui le suivent immédiatement. » Il arrive ainsi qu'une trèspetite olive ayant traversé avec peine le rétrécissement, on peut quelquefois dans la même séance cathétériser l'œsophage avec des olives d'un volume double sans avoir à vaincre une plus grande résistance. De là, quand le rétrécissement est cicatriciel ou fibreux, une distinction à faire entre son calibre organique réel et son calibre diminué par le spasme : car ce resserrement spasmodique, pour n'être pas toujours permanent, n'en est pas moins un obstacle aux fonctions de l'organe, et il est, comme on le sait, des rétrécissements dus uniquement à cette contraction des tuniques de l'œsophage. On doit donc, dans le diagnostic d'un rétrécissement organique compliqué de spasme, bien distinguer ces deux éléments et déterminer la part que prend chacun d'eux au résultat final : pour cela, il importe de commencer le cathétérisme avec une petite olive, si elle passe en éprouvant un peu de résistance, son diamètre donne le calibre du rétrécissement spasmodique; puis on lui fait succéder d'autres olives de plus en plus grosses, jusqu'à ce qu'on soit arrêté par un obstacle qu'il importe de ne pas forcer, et qui résulte du rétrécissement organique. Ces deux diamètres bien connus, on sait à quel point est parvenue l'altération que l'œsophage a subie, et cela a une assez grande importance, car un rétrécissement en grande partie spasmodique ne sera pas traité comme un rétrécissement exclusivement organique, et il est nécessaire pour établir le pronostic de bien suivre dans un même cas les variations relatives des deux forces de rétraction : il arrive souvent, en effet, qu'après une lésion de l'œsophage par brûlure ou corrosion, on observe au bout d'un certain temps que les petites olives qui franchissaient avec quelque peine le rétrécissement passent sans obstacle et que les plus grosses qui pouvaient le traverser autrefois ne le peuvent plus; ce fait qui ne serait pas remarqué à temps si les premières explorations n'avaient pas été conduites comme nous venons de l'indiquer, montre que le spasme des premiers jours a cessé, mais que la période organique commence : on a donc la certitude que l'œsophage a été profondément atteint, et, bien que le malade accuse un soulagement, on peut dès ce moment prévoir la rétraction du tissu œsophagien avec toutes ses conséquences. Il est une autre observation que nous devons faire ici : cette observation est relative à la manière d'apprécier le degré d'un rétrécissement suivant le siége qu'il occupe : nous avons vu que le calibre de l'œsophage diffère beaucoup selon le point que l'on considère, que ce calibre est en quelque sorte fixe à telle hauteur et dilatable à telle autre; on devra donc, après avoir bien déterminé le siége et le calibre du rétrécissement, le comparer au calibre normal et à la dilatabilité de l'œsophage à ce niveau; les auteurs ne nous semblent pas avoir insisté sur ce fait dont nous exposerons brièvement les conséquences dans le chapitre du cathétérisme thérapeutique.

La sonde dont on se sert pour reconnaître les rétrécissements de l'œsophage est composée d'une tige de métal flexible et longue de 50 centimètres au moins, au bout de laquelle est vissée une olive d'ivoire que l'on change à volonté. « Cette disposition de vis, dit Follin, me paraît avoir un inconvénient grave ; il serait facile, en explorant l'œsophage, d'imprimer à la tige armée de la boule d'ivoire quelques tours et de séparer ces deux parties de l'instrument. » (Thèse, page 75). Nous ne pensons pas que cet accident soit encore arrivé, et il nous paraît presque impossible qu'un tel fait se produise : l'anneau que l'opérateur tient dans la main empêcherait de tels mouvements de se produire sans qu'il s'en aperçoive, et la courbe du cathéter les rendrait bien difficiles.

L'étendue du rétrécissement est assez importante à bien connaître : on peut acquérir déjà certaines notions sur ce point en essayant d'imprimer quelques mouvements à l'olive, quand elle s'engage dans la partie rétrécie du canal; on peut alors sentir le moment où elle devient libre après avoir franchi l'obstacle. Mais, lorsque ce moyen est insuffisant, on emploie, pour plus de certitude, un instrument spécial : on peut faire usage de la sonde décrite par Ducamp (1). « M. Ducamp a inventé, pour mesurer l'étendue des rétrécissements, un instrument qui, étant introduit au moyen d'un conducteur, se déploie au-delà de l'obstacle et forme une espèce de tête ; en retirant doucement cet instrument, sa tête est retenue par l'obstacle. » Ces lignes sont extraites du rapport à l'Institut, inséré au commencement du livre de Ducamp (page 15). L'instrument imaginé par Béniqué pour les rétrécissements de l'urèthre et appliqué par Laugier aux rétrécissements du

(1) Ducamp. Rétention d'urine, p. 186.

rectum est plus simple que celui de Ducamp : « Il consiste
en une sonde à l'extrémité de laquelle on fixe un petit sac
de baudruche qui, après avoir dépassé le rétrécissement,
doit être distendu par insufflation et ramené avec une certaine force d'arrière en avant sur la partie postérieure de
la stricture. » (1) Malgré l'utilité de ces procédés, il peut se
faire que l'on n'arrive pas à reconnaître exactement la longueur du rétrécissement, on s'en tiendra alors aux indications approximatives et généralement très-suffisantes que
l'on aura obtenues, car il n'est pas nécessaire, dans la majorité des cas, de connaître avec précision l'étendue de telle
lésion œsophagienne : on ne doit pas songer pour l'œsophage à ces procédés autrefois si usités pour l'urèthre et
consistant à mesurer le rétrécissement à l'aide de bougies
munies de cire molle.

Les indications que peut donner le cathétérisme sur la
nature du rétrécissement sont assez limitées ; elles se bor-
nent à faire distinguer le rétrécissement spasmodique du
rétrécissement organique, et à faire la part de chacun de
ces deux éléments dans le diagnostic de tout rétrécissement
non exclusivement causé par une contraction nerveuse du
tube œsophagien : nous avons insisté plus haut sur ce
sujet. Des éléments bien plus précieux pour la connaissance de la nature de la maladie seront puisés dans d'autres signes dont nous n'avons pas à nous occuper ici, dans
la marche de la maladie, dans l'inspection des ganglions,
l'état général du sujet, les commémoratifs; etc..... En faisant abstraction de certains cas de rétrécissements spasmodiques qu'une grosse olive franchit immédiatement et
que l'on diasgnostique avec la plus grande facilité, nous
trouvons exactes ces lignes de Malgaigne : « On peut sans
doute avec la sonde exploratrice reconnaître le siége et

____

(1) Laugier. Bulletin chirurgical, p. 203.

l'étendue des rétrécissements, mais leur nature reste douteuse. » (1)

Disons, en terminant, que le cathétérisme œsophagien permet de distinguer une dysphagie tenant à une paralysie de l'œsophage, de celle que causerait un rétrécissement. Dans le premier cas, la sonde ne rencontre pas d'obstacle, ce signe ajouté aux symptômes différents des deux maladies, achèvera de rendre le diagnostic facile. Il arrive parfois qu'un malade se plaignant de douleurs et de gêne fonctionnelle de l'œsophage, on ne sait si ces phénomènes pathologiques sont dus à un corps étranger ou à un rétrécissement. Dans ce cas, on devra explorer l'œsophage à l'aide du cathétérisme et avec la méthode que nous avons indiquée plus haut : nous n'avons pas à revenir sur ces recherches, rappelons seulement qu'un rétrécissement donnera toujours une sensation d'obstacle, si l'on pratique le cathétérisme avec une olive assez grosse, et qu'un corps étranger pourra ne révéler sa présence au contact de l'instrument que par des signes tout différents. Pour les cas où l'on serait tenté d'attribuer des symptômes graves à la lésion laissée par un corps étranger rejeté, nous devons dire que dans un grand nombre d'observations de corps étrangers méconnus, nous avons vu le plus souvent la guérison complète arriver dans un bref délai après l'extraction du corps étranger, alors même qu'il était resté des années entières dans l'œsophage : on devra donc n'accepter qu'avec la plus grande réserve les récits des malades d'après lesquels, le corps étranger n'étant plus dans le tube œsophagien, des symptômes graves persisteraient cependant. Dans tous ces cas, on devra redouter que le corps ne soit resté dans l'œsophage, et à moins qu'on ne l'ait vu et touché après qu'il a été rejeté, on devra diriger les

---

(1) Malgaigne. Médecine opératoire, Cathétérisme œsophagien.

explorations dans ce sens. Des maladies de l'estomac, des vertèbres cervicales, du pharynx, du corps thyroïde, pourraient être prises pour des maladies de l'œsophage, mais ces cas assez obscurs pour que le doute soit possible sont rares, et quoi qu'il en soit, les signes à l'aide desquels on établira le diagnostic ne sont pas fournis par le cathétérisme œsophagien, nous n'avons donc pas à nous en occuper ; disons toutefois que si l'on pratique cette opération, les résultats qu'elle pourra donner n'auront de valeur que rapprochés des autres symptômes. Nous avons déjà vu que les lésions de l'œsophage simulent souvent des maladies des voies respiratoires ; nous avons cité une observation dans laquelle un corps étranger produisait des signes de spasme glottique ; on connaît d'autre part un cas de maladie du larynx ayant simulé un rétrécissement de l'œsophage. « En effet, dans la laryngite chronique, la douleur est exagérée par la respiration forcée, par l'exercice de la voix, et *surtout par la déglutition.* » (Follin, page 81). Dans de tels cas, le cathétérisme sera encore utile, mais cette opération devra être faite avec plusieurs instruments différents, capables de faire reconnaître toutes les lésions qui peuvent exister à ce niveau dans l'œsophage, et ces recherches devront être accompagnées d'un examen attentif de la région cervicale et du larynx. Il est enfin une cause de dysphagie encore incomplètement étudiée, qui résulterait de l'origine anormale de la sous-clavière droite passant entre l'œsophage et la trachée ou entre l'œsophage et la colonne vertébrale : le cathétérisme, dans ces cas, ne révélerait aucun obstacle à la progression du bol alimentaire.

Pour compléter tout ce que nous venons de dire sur le cathétérisme, nous croyons devoir ajouter quelques mots sur cette opération pratiquée chez le nouveau-né dans le but de reconnaître une malformation du tube œsophagien.

Les anomalies de l'œsophage observées jusqu'à ce jour

sont assez nombreuses et diffèrent beaucoup entre elles :
tantôt l'œsophage manque complètement, tantôt il est
réduit à deux culs-de-sac, l'un pharyngien, l'autre stomacal ; ces deux canaux imperforés sont réunis entre eux par
une bandelette fibreuse ; dans d'autres cas, le bout inférieur aboutit à la trachée, de sorte que l'on peut arriver à
l'estomac en passant par le larynx. Follin a réuni dans la
thèse que nous avons déjà citée, des exemples de toutes ces
variétés. L'étude de ces anomalies est fort intéressante au
point de vue du développement de l'œsophage, mais nous
n'avons pas à aborder ce sujet, nous devons nous borner à
examiner les résultats que le cathétérisme fournit dans ces
cas. A ce titre, nous devons rapporter quelques fragments
d'une des observations de Follin : le cathétérisme a été
pratiqué ; la sonde s'est arrêtée « à une profondeur d'environ quatre pouces. Une injection de lait faite par la sonde
fut immédiatement rendue par la bouche et le nez et provoqua des symptômes de suffocation. On diagnostiqua une
occlusion de l'œsophage et on injecta du bouillon dans le
rectum. » L'enfant mourut au bout de quatre jours et l'on
trouva à l'autopsie la partie supérieure de l'œsophage formant un cul-de-sac de 1 pouce et demi, et la partie inférieure abouchée à la trachée « en sorte qu'une sonde engagée par une incision de l'estomac dans l'orifice cardiaque
passait facilement à travers la trachée-artère et le larynx
jusque dans la cavité buccale. » M. Tarnier a présenté à la
Société de chirurgie, dans la séance du 22 octobre 1873,
un œsophage communiquant avec la trachée « par une fissure longue de 2 centimètre 1/2 qui partait de l'orifice
sous-épiglottique. L'enfant, en apparence bien développé,
respirait avec la plus grande difficulté, et l'on entendait à
distance un sifflement ou plutôt un ronflement trachéal
très-prononcé. Chaque fois que l'enfant buvait, la déglutition semblait s'accomplir ; mais après quelques secondes,

la respiration était interrompue ; la face se congestionnait et le liquide était rejeté dans un effort de toux. » En présence de ces signes, M. Tarnier avait diagnostiqué un rétrécissement de l'œsophage, mais le cathétérisme ayant été pratiqué, la sonde pénétra facilement, et l'on abandonna cette idée. L'enfant vécut trente-six heures ; il présentait une seconde anomalie du tube digestif « la partie inférieure du rectum se terminait en pointe et venait s'aboucher avec l'urèthre très-près du col de la vessie. » Quelque temps après, un autre cas fut observé à la Maternité par M. Perier : l'enfant était en apparence bien constitué, mais lorsqu'on lui présentait le sein, il ne faisait que de très-rares efforts de succion immédiatement suivis du rejet du lait ingéré, avec accès de dyspnée. Ces phénomènes persistant, M. Perier ordonna un peu de sirop d'ipéca, l'ingestion de ce médicament provoqua des vomissements de matières glaireuses. Bientôt les efforts de succion furent tels qu'ils devinrent douloureux pour la nourrice ; l'enfant têtait avec une voracité extrême, sans pouvoir avaler et il y avait parfois de la suffocation en dehors même de l'allaitement. Quatre jours après la naissance, le cathétérisme fut pratiqué ; la sonde pénétra à une profondeur de 10 centimètres du bord gingival supérieur, et, en pressant un peu, arriva à 12. Une évaluation approximative permettait d'affirmer qu'on n'arrivait pas jusqu'au cardia, et M. Perier diagnostiqua avec quelque réserve une oblitération complète de l'œsophage. Bientôt l'état général devint mauvais et l'enfant mourut : il avait vécu sept jours pleins. A l'autopsie on trouva un cul-de-sac supérieur descendant à 4 centimètres de l'ouverture du larynx et un bout inférieur qui s'abouchait à la trachée. Ces pièces ont été présentées à la Société de chirurgie dans la séance du 3 décembre 1873, mais l'observation n'a pas encore été publiée, et M. Perier a bien voulu nous la communiquer. On voit

que, dans tous ces cas, la malformation de l'œsophage se
révèle par des signes non douteux : qu'il y ait un cul-de-
sac supérieur simple ou avec jonction de la partie inférieure de l'œsophage et de la trachée, une communication
de l'œsophage et de la trachée par fissure, ou enfin un
rétrécissement, l'enfant rejette le lait dès qu'il essaye de
boire et est pris d'un accès de suffocation. L'indication du
cathétérisme est donc facilement établie, il ne reste plus
qu'à apprécier les renseignements fournis par cette opération : pour cela, nous avons pensé qu'il était nécessaire de
connaître exactement la distance du bord gingival supérieur au cardia et le calibre de l'œsophage chez le nouveau-
né. Etant interne à la Maternité à l'époque où se présenta
le cas cité plus haut, nous avons pu nous procurer quelques sujets et faire ces mensurations : du bord gingival
supérieur au cardia il y a une distance de 17 centimètres
chez le nouveau-né, il faut donc que la sonde pénètre au
moins à cette profondeur pour que l'on ait la certitude
d'être arrivé jusqu'à l'estomac. Quant au calibre de l'œsophage, nous l'avons déterminé par la méthode qui nous
avait servi chez l'adulte : nous avons moulé l'œsophage en
y versant du plâtre par l'estomac, le sujet avait été préalablement fixé sur une plaque de liége dressée verticalement.
Nous avons constaté que ce calibre est de 4 millimètres
aux endroits les plus étroits, et c'est là une évaluation minimum, puisque nous n'avons fait intervenir aucune force
capable de distendre l'œsophage. On doit en conclure que
si une sonde de ce calibre ne pénètre pas jusqu'à l'estomac,
il faut, avant de diagnostiquer une oblitération complète,
recommencer l'opération avec un cathéter encore plus
petit ; si alors on parvenait à introduire cette nouvelle
sonde à la profondeur que nous avons indiquée, on ali-
menterait le sujet par cette voie : cela pourrait être essayé
non-seulement dans ces cas de rétrécissement congénital,

mais encore dans les cas de fissure œsophagienne analogues à celui de M. Tarnier, aucun obstacle ne s'opposant alors à l'introduction de la sonde. Bien que, dans de pareilles conditions, un enfant semble voué à une mort presque fatale, de telles tentatives sont toujours permises.

CHAPITRE II

DU CATHÉTÉRISME ŒSOPHAGIEN EMPLOYÉ COMME MOYEN THÉRAPEUTIQUE.

Nous comprenons sous ce titre tous les cas dans lesquels le cathétérisme est pratiqué, non plus dans un but d'exploration, mais pour guérir ou soulager le malade, quelle que soit l'affection dont il est atteint. Nous commencerons cette étude par l'examen du cathétérisme œsophagien pratiqué pour porter des liquides nutritifs jusqu'à l'estomac, alors que l'alimentation ne peut plus se faire normalement. Les indications de ce genre sont nombreuses, nous traiterons d'abord celle qui résulte d'une plaie du canal œsophagien, et nous insisterons quelque peu sur ce sujet, bien que « ces lésions soient excessivement rares », comme l'a dit Nélaton. (1) Les anciens auteurs attribuaient la gravité des solutions de continuité de l'œsophage au passage des aliments à travers la plaie ; c'est ce que prouve la phrase suivante de Guy de Chauliac (2) qui déplore les fâcheuses conséquences de ces blessures, sans trouver le moyen d'obvier aux accidents qu'il signale : « Aussi les playes de l'œsophage, si elles sont grandes, ne guérissent point, car le passage de la viande et du breuvage empêche la consolidation. » Boyer cite, au contraire, un cas dû à M. Payen, d'Orléans, dans lequel on put obtenir la guérison sans introduire la sonde ; les liquides tombaient dans la cavité thoracique droite, on ne donna ni nourriture ni boisson pendant quatre jours, et bientôt la guérison survint. Pendant ce temps, on alimentait le malade avec des lavements nourrissants. Nous pensons que lorsque la plaie est thora-

(1) Nélaton. Pathologie chirurgic., t. III, p. 477.
(2) La grande chirurgie de M. Guy de Chauliac, à Tournon, 1611, p. 211.

cique, comme dans ce cas, le cathétérisme n'est pas indiqué, car il pourrait arriver que la sonde pénétrât dans la cavité thoracique, et ne donnât d'autre résultat que de conduire plus sûrement les liquides dans la plèvre. Au contraire, lorsque la plaie est cervicale, l'emploi de cette opération a de grands avantages, surtout si l'ouverture est à gauche, car à cause de la déviation à gauche du tube œsophagien, la sonde, descendant verticalement, tend à suivre le côté droit du canal; on aura donc beaucoup de chances de ne pas pénétrer dans la plaie, et si cet accident arrivait, on s'en apercevrait immédiatement par la sortie du liquide. Ce cathétérisme dans les cas de plaie de l'œsophage au niveau du cou trouve son application après l'opération de l'œsophagotomie externe : Bégin était arrivé, sur ce point, à la conclusion suivante que cite M. Terrier : « Au lieu de nourrir exclusivement le malade avec des lavements plus ou moins chargés de matières alibiles, on peut et l'on doit leur donner dès le lendemain de l'opération, un peu de bouillon léger, un peu de lait et de bouillie trèsclaire, que l'on fait parvenir dans l'estomac à l'aide de la sonde œsophagienne. Avec un peu d'habitude, cette sonde est facilement glissée jusqu'au-dessous de la plaie, et l'ingestion s'opère sans difficulté à l'aide d'un petit entonnoir de verre appliqué à son extrémité. » M. Terrier pense que grâce à l'emploi de la suture de la muqueuse, on pourra *peut-être* « se dispenser du cathétérisme et alimenter tout de suite les malades en prenant de grandes précautions. » Il nous semble que malgré la suture de la muqueuse, il doit arriver le plus souvent que le liquide alimentaire vient baigner et irriter la plaie œsophagienne. Nous serions donc d'avis de pratiquer le cathétérisme alors même que cette suture a été faite, car une sonde œsophagienne *d'un petit volume* et dirigée avec soin ne peut guère distendre l'œsophage et elle a l'avantage d'empêcher tout contact entre les aliments et la plaie ; nous pensons aussi que les mouvements œsophagiens que produit l'introduction d'une petite sonde sont moins étendus, moins brusques, que ceux qu'amène la déglutition s'opérant dans un œsophage malade. D'ailleurs, on doit se rappeler que l'indication du cathétérisme varie avec la nature de la lésion qui a nécessité l'œsophagotomie : « A t-on enlevé un corps étranger, dit M. Terrier (p. 115), il faut faciliter la cicatrisation des parties, et empêcher autant que possible l'issue des matières ingérées par la plaie de l'œsophage. » Si l'on a eu pour but de combattre un rétrécissement cancéreux, « il faut, au contraire, laisser l'ouverture œsophagienne béante et combattre son rétrécissement incessant par le cathétérisme ou l'usage d'un tube à demeure. » Après l'œsophagotomie interne, on devra pendant quelques jours profiter de l'introduction des sondes pour alimenter le malade par cette voie. Il peut se faire, en effet, que la paroi œsophagienne ait été trop fortement atteinte pendant l'opération, et il est bon de ne pas s'exposer à amener une pénétration des aliments dans la cavité thoracique; enfin, la déglutition ne saurait s'opérer sans amener de la douleur et de l'irritation, lorsque l'œsophage présente à sa face interne une plaie d'une certaine étendue.

Le cathétérisme œsophagien, comme moyen d'alimentation, trouve une importante application dans la médecine aliéniste. Avant que l'on eût songé à faire pénétrer la nourriture dans l'estomac à l'aide d'une sonde chez les fous qui refusaient de prendre des aliments, on avait recours, pour entretenir la vie de ces malheureux, à certains moyens pénibles, douloureux, difficilement applicables, et remplissant imparfaitement leur but : on fixait le malade dans son lit, on lui bandait les yeux, on ouvrait la bouche à l'aide d'appareils spéciaux, et on y introduisait un biberon, une corne de vache où l'on versait le liquide nutritif : « Ces opérations ne pouvaient être répetées un certain nombre de fois, dit M. Blanche, qu'à la condition que l'aliéné n'opposât qu'une médiocre résistance. (1) » L'honneur d'avoir le premier employé le cathétérisme œsophagien dans ce cas revient à Esquirol. Cet illustre médecin conseille d'avoir d'abord recours aux moyens capables d'émouvoir le malade, de le faire renoncer à sa fatale résolution, de frapper forte - ment son imagination ; si tout cela échoue, on devra le nourrir malgré lui : en introduisant une sonde par les narines dans l'œsophage, on y réussit ordinairement « si l'on a recours à ce moyen avant que l'abstinence ait déterminé l'inflammation de l'estomac et des intestins. L'ingestion tardive ne saurait prévenir la mort. (2) » Nous allons voir comment les procédés de cathétérisme œsophagiens chez les aliénés se sont peu à peu perfectionnés. Le volume de la sonde œsophagienne fut d'abord un obstacle à son introduction par les narines et une cause de graves accidents. Esquirol (t. i, p. 63) cite un cas dans lequel M. Dubois éprouva une telle résistance à la pénétration de la sonde « qu'il n'osa la surmonter » ; dans un autre cas il y eut une violente hémorrhagie nasale : enfin Bullarger rapporte deux exemples de mort par perforation du pharynx, l'un observé. par lui-même, l'autre par M. de Crozant (*Annales médico-psychologiques*, t. vi, p. 417); tous ces inconvénients et ces dangers de la grosse sonde n'étaient rachetés que par la chance moindre de pénétrer dans le larynx : or, nous verrons que cet accident peut être parfaitement évité, quand le cathétérisme est pratiqué convenablement et avec un instrument spécial. Frappés de ces inconvénients, MM. Ferrus et Mitivié substituèrent à la sonde œsophagienne une sonde uréthrale ordinaire, sans mandrin, avec laquelle M. Ferrus avait pendant des mois

(1) Blanche. Du cathétérisme œsophagien chez les aliénés. Doctorat, 1848
(2) Esquirol. Traité des maladies mentales, t. I, p. 664.

entiers pratiqué le cathétérisme « bien. que cette opération devienne plus difficile à mesure qu'elle dure depuis long-temps. » M. Baillarger ne connaissait pas les travaux de Ferrus et de Mitivié, mais il arriva comme eux à diminuer le volume de la sonde, puis il s'appuya sur une série de considérations d'une remarquable exactitude pour apporter une dernière modification à la sonde œsophagienne :

« 1° La perforation du pharynx, dit Baillarger, (1) est un des accidents à redouter dans le cathétérisme de l'œso-phage chez les aliénés.

« 2° Cette perforation est plus particulièrement à craindre lorsqu'on se sert de sondes sans mandrin courbes ; les sondes arrivent à angle droit sur la paroi postérieure du pharynx, ont de la peine à s'y recourber, et c'est dans l'effort qu'on fait pour y parvenir que la déchirure de la muqueuse peut avoir lieu »

Continuant cette étude, Baillarger nous montre un cas dans lequel « la mort immédiate fut déterminée par l'in-gestion des aliments dans les voies aériennes. » Reprenant alors toute cette série de difficultés et d'accidents, ce grand médecin en cherche les causes et dit : « 1° La sonde œso-phagienne sans conducteur vient heurter à angle droit sur la paroi postérieure du pharynx et est souvent arrêtée dans ce point : 2° C'est alors que la muqueuse pharyngienne peut être perforée ; 3° une fois cet obstacle de la partie supé-rieure franchi, la sonde un peu recourbée en avant ren-contre souvent la base de la langue sur laquelle elle se replie.

Pour surmonter ces obstacles, il faudrait que l'instrument pût remplir les conditions suivantes :

1° Qu'il arrivât tout courbé dans le pharynx, afin d'éviter

---

(1) Baillarger. Recherches sur l'anatomie, la physiologie, et la pathologie du système nerveux. Paris. 1847, p. 335.

les efforts qu'on est obligé de faire pour le replier à la partie supérieure de cette cavité ;

2° Que cet instrument, après ce premier obstacle franchi redevînt droit, pour ne pas rencontrer la base de la langue et le larynx ;

3° Que la sonde eût assez de consistance pour ne pas se replier sur la base de la langue, dans les cas si nombreux où cet obstacle ne peut être évité.

Baillarger a parfaitement réalisé toutes ces conditions en construisant son ingénieuse sonde à double mandrin, l'un en fer très-petit et très-flexible, l'autre, en baleine : le premier maintenant la sonde courbée et remplissant ainsi la première condition, le second la redressant par son élasticité après que le mandrin de fer a été enlevé. Pour se servir de cet instrument, on introduit dans la sonde le mandrin en fer et le mandrin en baleine, puis on en recourbe l'extrémité, ce qui plie le mandrin de fer et fait conserver au cathéter sa courbure ; la sonde étant graissée, on l'introduit dans la narine, quand elle a pénétré dans le pharynx, on retire le mandrin en fer ; puis faisant fléchir la tête en avant, on continue à pousser la sonde ; quand on a pénétré dans l'œsophage, on enlève le mandrin en baleine.

M. Blanche tout en reconnaissant la valeur de ce procédé fait à l'instrument de Baillarger les objections suivantes : le mandrin de fer au moment où on le retire reste courbé, ce qui fait qu'il presse douloureusement sur les parties molles des fosses nasales ; en second lieu, le mandrin chaque jour courbé et redressé au même point se fatigue, s'use, et il est arrivé une fois devant M. Blanche lui-même « que la tige métallique s'est brisée dans l'intérieur de la sonde et que le fragment inférieur est resté engagé dans le cul-de sac du tube élastique. Heureusement, il n'est pas sorti par les yeux de la sonde, mais l'on m'accordera que c'était possible, et l'ingestion dans l'estomac d'un morceau de fer de 4 centim.

de longueur ne serait pas sans quelque danger si mousse qu'en fût la pointe (1). » Enfin il arrive parfois que l'élasticité de la tige en baleine ne suffit pas pour comprimer légèrement la paroi postérieure du pharynx et repousser la langue dont l'aliéné se sert pour empêcher la sonde de pénétrer ; il faudrait donc, conclut M. Blanche, augmenter l'élasticité du mandrin. C'est dans ce but que cet auteur a imaginé son mandrin articulé ; les anneaux qui composent ce mandrin jouent librement dans la flexion, et sont rigides dans l'extension ; le tiers supérieur de la sonde est constitué par un tube ouvert en haut ; sur les côtés du tube sont deux anneaux ; un autre anneau médian répond à la tige du mandrin. Pour introduire cette sonde, on engage l'index et le médius dans les deux anneaux latéraux et le pouce dans celui du milieu ; on refoule alors ce dernier vers le tube, ce qui amène la flexion du mandrin ; quand la sonde est dans le pharynx, on tire peu à peu vers soi le même anneau, ce qui amène le redressement de la sonde. Le résultat définitif est donc le même que celui que donne l'usage combiné du mandrin de fer et du mandrin de baleine.

M. Leuret a imaginé pour l'alimentation des aliénés une sonde imputrescible munie d'un mandrin digestible qu'il propose de laisser dans la narine, ce qui supprimerait les dangers du cathétérisme répété, mais comme M. Blanche le dit justement, ce moyen est impraticable : « j'en appelle à tous les médecins d'aliénés et je leur demande s'ils croient que le lypémaniaque, le mélancolique stupide, le dément le plus inerte, le plus apathique, supporte un seul jour la gêne d'une sonde à demeure dans le nez. Je l'affirme sans hésiter, il n'est pas de surveillance si stricte, si continue qu'elle soit qui puisse empêcher un malade de se débarrasser de la sonde. » Enfin, cette méthode offre un autre inconvénient relatif à l'action de la sonde sur la muqueuse nasale avec

(1) Blanche. Thèse citée, p. 38.

laquelle elle est constamment en contact ; dans un cas, on a trouvé la partie du cathéter, qui avait séjourné dans la narine, couverte de mucosité purulente, au bout de huit jours à peine. Cela nous montre qu'il ne faut pas compter pouvoir employer la sonde de M. Leuret chez les aliénés ; le cathétérisme répété n'offre pas d'ailleurs de si grands dangers que le pensait cet auteur.

Pour terminer ce sujet, il nous reste à parler brièvement des matières nutritives liquides que l'on doit préférer : le bouillon fait la base de cette alimentation, et le lait doit lui être adjoint de temps à autre de manière à introduire une certaine variété dans le régime ; on devra d'ailleurs sur ce dernier point consulter les parents relativement aux habitudes du malade. « MM. Marchant et Pressat, dit M. Blanche, injectent toutes sortes de viandes hâchées, triturées, mêlées à des légumes ; ils pilent, triturent le tout dans un mortier, passent dans un tamis, et délayent enfin dans du bouillon jusqu'à consistance qui permette une injection facile avec la seringue. » M. Marchant emploie pour se guider sur la quantité d'aliments à donner à chaque individu, une méthode que M. Blanche rapporte sans la discuter, mais qui de prime abord nous paraît assez singulière : M. Marchant commence par mesurer la capacité de l'estomac du malade ; il prend un biberon, le remplit de bouillon et le vide dans la sonde ; le bouillon tombe par son propre poids dans l'estomac ; aussitôt que le bouillon n'entre plus, l'estomac est plein ! on a ainsi en volume la capacité exacte de ce viscère. Signalons enfin deux détails dus à Baillarger et relatifs au procédé opératoire : 1° l'aliéné doit être assis dans son lit ou sur une chaise, et non pas couché, car les matières régurgitées pourraient l'asphyxier, comme cela est arrivé une fois ; 2° en retirant la sonde on doit appliquer le pouce sur le pavillon pour ne pas verser dans le larynx le liquide qui reste dans le tube.

Le cathétérisme œsophagien comme moyen d'alimentation trouve encore une application utile dans les cas de paralysie de l'œsophage ; lorsque cette paralysie survient chez un sujet qui a conservé toute sa raison, ou qui ne repousse pas cette intervention médicale, on devra pratiquer l'opération par la bouche ; le cathétérisme par les fosses nasales n'est employé que chez des individus refusant obstinément de se nourrir, et faisant tous leurs efforts pour empêcher l'introduction de la sonde. Ce cathétérisme dans les cas de paralysie devra être répété autant de fois que cela sera nécessaire, et on ne laissera jamais la sonde à demeure, car on pourrait ainsi irriter et même ulcérer l'œsophage, comme nous le verrons plus loin.

On peut encore se servir de la sonde œsophagienne pour nourrir les malades chez lesquels un état général grave empêche l'ingestion des aliments ; dans les cas de trismus, par exemple, le cathétérisme par les fosses nasales rendra parfois de grands services, mais on devra le pratiquer alors avec l'instrument de Blanche ou celui de Baillarger, et prendre de grandes précautions en versant le liquide, car le malade est couché, position dangereuse comme nous venons de le dire. Enfin, l'emploi de la sonde œsophagienne est indiqué, quand le resserrement des mâchoires succédant à un empoisonnement, empêche de faire pénétrer immédiatement dans l'estomac une grande quantité d'eau ou certaines substances capables d'atténuer les effets de l'intoxication. On introduira alors la sonde dans la narine, et l'on agira par cette voie. Dupuytren s'est aussi servi de la sonde œsophagienne pour aspirer les liquides toxiques avalés, à l'aide d'une pompe adaptée à son pavillon. Cette méthode est surtout utile dans les cas où le poison doit nuire principalement après son absorption, on commence alors par le dissoudre ou l'étendre à l'aide d'une grande quantité d'eau versée dans l'estomac, puis on fait l'aspiration. On comprend que cette opération débarrasse plus sûrement et plus complètement le malade que ne le ferait le vomissement, mais pourqu'on obtienne un heureux résultat, il faut que l'on agisse peu de temps après l'ingestion de la matière suspecte, et l'on n'a pas toujours sous la main la sonde œsophagienne et un instrument pouvant servir d'aspirateur.

Dans toutes les indications du cathétérisme que nous venons d'étudier, cette opération avait pour but, non pas de guérir une affection de l'œsophage, mais d'entretenir la vie du malade mise en péril par quelque lésion d'un organe plus ou moins éloigné. Il n'en est plus de même dans les cas de corps étrangers et de rétrécissements de l'œsophage qu'il nous reste à examiner : nous allons voir ici le cathétérisme, pratiqué comme moyen de traitement, s'adressant à la cause même du mal et en triomphant bien souvent. Les traités de médecine opératoire ne donnent pas dans le chapitre du cathétérisme la description des méthodes employées pour l'extraction des corps étrangers ou la dilatation des rétrécissements ; et, en effet, plusieurs de ces procédés ne peuvent être considérés comme appartenant encore au cathétérisme, aussi ne décrirons-nous ici aucun des instruments spéciaux dont on fait parfois usage dans ces cas, nous nous bornerons seulement (pour ne pas sortir de notre sujet) à indiquer les avantages que l'on peut retirer de l'emploi des cathéters proprement dits (baleine munie d'une éponge ou d'une olive et bougie) ; nous nous attacherons surtout à discuter l'opportunité du cathétérisme et le choix entre ce mode de traitement et d'autres complètement différents, tels que l'œsophagotomie interne ou externe.

On pratique le cathétérisme de l'œsophage dans le but d'extraire par la bouche ou de pousser dans l'estomac les corps étrangers arrêtés dans ce conduit. Nous devons, en commençant l'étude de l'indication opératoire dans ces cas, rappeler qu'il faut avoir préalablement déterminé par l'exploration directe, par les commémoratifs, par les symptômes accusés, la nature et la situation du corps étranger. Il faudra également prendre en considération le temps écoulé depuis l'accident ; cette donnée est essentielle pour bien apprécier l'état de l'œsophage et le danger plus ou moins immédiat que court le malade. Si l'on a affaire à l'un de ces cas, où l'arrêt dans l'œsophage d'un corps volumineux, mou, dépourvu d'aspérités, cause de graves accidents de suffocation, il faudra se hâter de pratiquer le cathétérisme avec la baleine munie d'une éponge avant de songer à faire la trachéotomie ; il ne faut pas oublier, en effet, que le corps étranger peut comprimer la trachée au-dessous du point que la trachéotomie permet d'atteindre. La propulsion vers l'estomac se faisant presque toujours avec facilité dans ces cas, cette opération si simple donne plus de chances de sauver le malade que l'ouverture de la trachée, et a de plus l'avantage de supprimer la cause du mal. Il n'en est plus de même quand le corps étranger est dur, aigu, n'obstrue que médiocrement l'œsophage, et cause cependant de tels accès de dyspnée que la suffocation est imminente. La gêne de la respiration tient dans ces cas, non pas à la compression des voies respiratoires, mais à un spasme du larynx ; et de plus, on ne peut répondre d'extraire, dès la première tentative, un tel corps retenu par ses aspérités et par la contraction spasmodique de l'œsophage, il faut donc obvier immédiatement à l'accident le plus alarmant, et, s'il y a réellement danger d'asphyxie, ouvrir la trachée ; cette opération a alors deux avantages : en premier lieu, elle supprime pour ainsi dire le larynx dont les contractions convulsives opposent seules un obstacle à la respiration ; et en second lieu, en écartant la crainte d'une mort immédiate, elle permet de choisir et d'exécuter librement les opérations destinées à enlever le corps étranger. C'est ainsi qu'agit Legouest dans un cas de ce genre : un morceau d'os était arrêté dans l'œsophage, la suffocation mettait la vie du malade en péril ; la trachéotomie fut faite, et le lendemain le malade rejeta le corps étranger. La trachéotomie, dans ce cas, a cet autre avantage de permettre de compléter le diagnostic qui est souvent obscur ; car l'œsophage n'étant pas obstrué ou ne l'étant que faiblement, on ne sait pas toujours si le corps étranger est dans le tube digestif ou dans les voies respiratoires. Telles sont les considérations qui doivent guider le chirurgien dans le choix entre le cathétérisme et la trachéotomie, alors que la suffocation fait courir au malade un grand danger.

Arrivons maintenant aux cas où les symptômes ne présentent plus cette acuité ¡qui nécessite une intervention immédiate, et voyons quelle devra être la conduite à tenir : ici encore la forme du corps étranger a la plus grande importance au point de vue de l'indication thérapeutique : lorsque ce corps est à la fois dur et dépourvu de saillies irrégulières, comme une pièce de monnaie, par exemple, que devra-t-on tenter tout d'abord ? Pour répondre à cette question, il faut nous rappeler que le siége qu'occupe le corps étranger fait varier la gravité des lésions qu'il peut produire : si la pièce de monnaie s'est arrêtée à 7 centimètres environ de l'extrémité supérieure, elle peut, en séjournant en ce point, perforer l'aorte après avoir ulcéré l'œsophage, et cette ulcération se produit d'autant plus vite que le calibre de l'œsophage, au point lésé, est plus petit par rapport au diamètre du corps étranger : sept ou huit jours suffisent pour amener cette perforation.

On doit donc intervenir immédiatement alors même que la présence de la pièce de monnaie dans l'œsophage ne donnerait lieu à aucune douleur, à aucune gêne : on tentera l'extraction avec le panier de Graefe. Il ne faut pas croire toutefois que cette opération doive réussir dans la grande majorité des cas : M. Martin, dans la thèse que nous avons déjà citée, montre que sur 18 pièces de monnaie 9 seulement furent retirées avec le panier de Graefe, et 6 ne purent l'être avec aucun instrument. On ne doit pas non plus avoir une entière confiance dans l'innocuité de ces tentatives ; un fait intéressant, rapporté dans le même travail, nous le prouve : un enfant avait avalé un sou, M. Demarquay pratiqua le cathétérisme avec la sonde de Graefe ; l'opération fut faite prudemment, et cependant cinq heures après on constatait de l'emphysème à la partie supérieure droite du cou, la déglutition devint de plus en plus gênée et l'enfant mourut ; à l'autopsie, on constata une ouverture large de 1 cent. 1/2 communiquant avec un abcès rétropharyngien ; or, comme le dit M. Martin, on ne peut admettre que cette perforation a été produite en vingt-quatre heures (temps écoulé entre l'accident et l'opération) par la seule pression de la pièce de monnaie : l'accident a donc été causé par les tentatives d'extraction. Nous pouvons conclure de là que ces tentatives de cathétérisme ne doivent jamais être faites avec trop d'insistance : quand on aura répété l'opération plusieurs fois à quelques heures d'intervalle, on essaiera de propulser vers l'estomac, et si cette dernière tentative de cathétérisme échoue, il faudra songer à l'œsophagotomie externe ; les pièces de monnaie s'arrêtent généralement à une hauteur qui permet de les atteindre par cette opération, on pourra parvenir ainsi à extraire le corps étranger. L'œsophagotomie quelque grave qu'elle soit, laisse encore plus de chances de salut que l'expectation.

Lorsque le corps étranger est aigu, anguleux, les tentatives d'extraction et de propulsion sont toujours dangereuses, et l'on cite des cas de mort survenus, même après l'extraction de ces corps, et résultant des désordres produits par l'opération. Il est cependant un moyen employé par

Gensoul (*Journal de médecine de Lyon*, 1830), qui a donné un excellent résultat dans un cas où un os très-long placé transversalement dans l'œsophage s'y enfonçait des deux côtés : ce chirurgien saisit ce corps avec des pinces, pendant qu'avec d'autres pinces courbes il dilatait l'œsophage au-dessus ; on a aussi proposé de couper l'os par le milieu avec de forts ciseaux recourbés lorsqu'il est ainsi implanté par les deux bouts, mais tout cela n'est applicable qu'au cas où le corps étranger siége à l'origine même de l'œsophage. Nous n'avons pas à insister sur ces divers procédés, et il nous suffit de faire remarquer l'impuissance fréquente et les dangers du cathétérisme dans l'extraction de ces corps : ajoutons que l'on a rarement vu des tentatives d'extraction ou de propulsion qui avaient d'abord échoué, réussir quelques jours après. Il se produit, en effet, une sorte de tuméfaction de la muqueuse œsophagienne avec enclavement. On a conseillé dans de tels cas l'emploi du vomitif, mais M. Terrier proscrit avec raison cette pratique, car le vomissement ne fait que rendre plus violentes les contractions de l'œsophage et plus complète la fixation du corps étranger. Il faut donc dans beaucoup de ces cas en arriver à l'œsophagotomie. En résumé, nous voyons que le cathétérisme, pratiqué pour extraire ou repousser un corps étranger de l'œsophage, ne peut être employé avec sécurité que lorsque le corps n'est ni dur, ni anguleux ; dans les autres cas, cette opération sera faite avec d'autant plus de précaution que le corps sera plus irrégulier et plus aigu ; lorsque ces tentatives auront échoué, on aura recours à d'autres opérations : l'expectation est toujours dangereuse.

Il nous reste à étudier le cathétérisme dans les cas de rétrécissements, mais auparavant nous devons dire quelques mots de l'emploi de cette opération, lorsqu'il y a compression de l'œsophage par une tumeur d'un organe voisin. Nous avons énuméré, dans le chapitre précédent, les causes qui peuvent produire de la dysphagie et simuler un rétrécissement de l'œsophage : le cathétérisme, pratiqué dans ces cas ne pourra jamais être que palliatif, il permettra d'alimenter le malade en repoussant momentanément la tumeur qui tend à appliquer l'une contre l'autre les parois œsophagiennes, mais la véritable cause du mal doit être combattue par d'autres moyens, si cela est possible. Nous avons montré quel résultat malheureux pouvait donner le cathétérisme dans les cas d'anévrysme de l'aorte, mais il ne s'en suit pas que cette opération doive être absolument repoussée dans ces cas : lorsque l'anévrysme produit une dysphagie persistante et assez grave pour gêner l'alimentation, on devra avant tout remédier à cet accident. M. Dolbeau soigne actuellement un malade chez lequel cette indication s'est présentée, et le cathétérisme a été pratiqué à plusieurs reprises, après que le diagnostic eut été bien établi; il a été observé chez ce malade que la dysphagie avait augmenté à mesure que l'anévrysme semblait tendre vers la guérison. M. Dolbeau, en nous communiquant ce fait, voulut bien nous faire remarquer que ce phénomène devait tenir à ce que la poche anévrysmale, devenue plus épaisse, se laissait plus difficilement refouler par les aliments et par le cathéter. Nous nous sommes rappelé alors que dans les 12 cas de Mondière, où il n'y a pas eu de dysphagie, l'anévrysme s'est ouvert dans l'œsophage. Ce fait confirme pleinement l'explication que nous donnait M. le professeur Dolbeau, et sans vouloir faire une loi générale de cette marche de la dysphagie produite par un anévrysme de l'aorte, on peut dire cependant que cette remarque présente un réel intérêt : cela montre que lorsque la dysphagie augmente, on ne doit pas, comme on serait tenté de le faire, porter un pronostic plus grave au point de vue de la rupture de l'anévrysme.

Le cathétérisme est la méthode de dilatation la plus gé-

-néralement employée pour traiter les rétrécissements de l'œsophage, mais les résultats de cette opération diffèrent absolument selon la nature du rétrécissement : nous allons donc examiner successivement la valeur du cathétérisme dans les cas de rétrécissements spasmodiques, inflammatoires, organiques, et cicatriciels.

Les rétrécissements, produits par un spasme, siégent à l'origine ou à la terminaison de l'œsophage, en un mot dans les points où se trouvent des anneaux musculeux capables de rétrécir ce conduit par leur contraction. Follin cite deux observations de rétrécissements spasmodiques traités par le cathétérisme : dans la première, une petite sonde franchit le point rétréci, la malade ressentit aussitôt du soulagement et put boire une pinte de liquide. On recommença l'opération à quelques jours d'intervalle avec une sonde plus considérable, et après la quatrième introduction, la malade était guérie. Cette observation est due à Stevenson. Dans la seconde observation due à Robert, une sonde de 1 centimètre de diamètre traversa sans difficulté la partie supérieure de l'œsophage, mais fut arrêtée brusquement à peu de distance du cardia : la sonde fut maintenue en contact une demi-minute avec l'obstacle qui céda au bout de ce temps. On répéta l'opération tous les jours avec une sonde élastique volumineuse qu'on laissait en place pendant cinq, dix ou vingt minutes. Au bout de trois mois, la guérison était complète et s'est maintenue depuis. L'expérience a démontré que les cathéters volumineux franchissaient plus facilement que les petites sondes les rétrécissements spasmodiques de l'œsophage comme ceux de l'urèthre, et le plus souvent le cathétérisme amène la guérison complète de la maladie. Mais, si ce résultat n'était pas obtenu, on devrait alors agir comme l'a fait M. Broca dans un cas semblable dont le récit se trouve dans la *Gazette des hôpitaux* (1) : « On

(1) Gazette des hôpitaux, 1869, p. 388.

pouvait assez souvent, dit M. Broca, passer l'olive la plus grosse, mais à peine était-elle introduite qu'un spasme survenait et rendait son extraction difficile. Pendant deux mois, ma malade fut nourrie au moyen de la sonde œsophagienne ; je fis alors construire une boule de plomb du volume du doigt, longue de 5 centimètres et creusée d'une gorge à sa partie moyenne. Mon intention était de la laisser pendant quelques heures dans le rétrécissement au niveau duquel elle resterait fixée par la contraction de l'œsophage sur l'espèce de poulie cylindrique formée par cette boule. Tout cela fut inutile. Je songeai alors qu'il y avait là quelque chose d'analogue à ce qui existe dans le spasme de l'anus affecté de fissure, et je voulus tenter la dilatation au moyen de pinces courbes..... Je fis construire une pince dont les branches, en s'écartant, restent parallèles, grâce à une disposition particulière. Je fis une tentative avec cet instrument, la dilatation fut faite, et le succès complet ne s'est pas démenti depuis deux ans. Ce qui prouve du reste combien étaient justes mes appréciations sur la nature du mal, c'est que depuis l'opération, ma malade a été atteinte d'un spasme de l'anus, qui céda également à la dilatation. »

Nous pensons que la dilatation brusque faite en gardant les limites de 18 millimètres pour l'orifice supérieur, et de 25 millimètres pour la portion inférieure de l'œsophage, ne peut amener aucun accident et donnera presque toujours un succès comme dans le cas précédent. Mais, pour dilater un rétrécissement inférieur, il faudrait employer un instrument analogue à celui de M. le-professeur Schützenberger, dont l'extrémité dilatante est formée de quatre valves qui, par leur juxtaposition représentent un cylindre complet, et peuvent s'écarter parallèlement à l'axe. L'usage de cet instrument, dans ces cas, serait indispensable, car on ne pourrait faire traverser toute la longueur de l'œsophage à un cathéter assez volumineux pour dilater suffisamment la partie inférieure de ce conduit. Il est bien entendu que tout ce que nous venons de dire sur la dilatation brusque ne s'applique qu'aux rétrécissements spasmodiques, mais dans la grande majorité des cas le cathétérisme suffit à guérir ces sortes de rétrécissements : on doit joindre à cette opération un traitement médical approprié.

Quand l'œsophage est enflammé, le boursoufflement de sa muqueuse et le spasme de l'organe amènent une diminution de calibre que l'on a décrite sous le nom de *rétrécissement inflammatoire*. Follin établit que ces rétrécissements ne doivent pas être traités par le cathétérisme : il faut instituer un traitement capable de diminuer le processus inflammatoire, nourrir la malade avec des lavements de bouillon et savoir attendre. Malheureusement, quelles que soient les précautions prises, il arrive souvent qu'un rétrécissement organique par induration inflammatoire succède à ces premiers phénomènes : ces rétrécissements sont élastiques et rétractiles; on peut les franchir, la matière plastique qui les forme se laisse dilater, mais revient aussitôt sur elle-même : « Le cathétérisme dans ces cas, dit Follin, peut agir puissamment et par la compresion ramener à l'état normal les tissus engorgés. » Ce fait semble prouvé par de nombreuses observations, mais il ne faut pas oublier qu'au milieu même de l'induration plastique, peuvent exister des collections purulentes qui tendent à s'ouvrir dans l'œsophage. Ces abcès (dont on ne peut pas toujours éviter la formation dans la période inflammatoire proprement dite) sont un obstacle et un danger dans l'opération du cathétérisme; ils diminuent le calibre du rétrécissement, et comme la rétraction du tissu vient souvent s'ajouter à ces phénomènes d'inflammation, il en résulte que, malgré la compression, le passage de la sonde devient parfois impossible. Dans ces cas, Terrier conseille et pratique l'œsophagotomie externe : Quand un rétrécissement inflammatoire, très-diffi-

cile à franchir, est situé dans la portion cervicale, l'œsophagotomie externe est parfaitement autorisée. » Nous
ferons remarquer cependant que, s'il reste un passage assez
considérable pour faire pénétrer l'œsophagotome jusqu'au
delà du rétrécissement, l'œsophagotomie interne devrait être
préférée ; en effet, après cette opération, on peut encore
continuer la dilatation et la compression du tissu plastique
à l'aide de la sonde, ce qui constitue le véritable traitement
des rétrécissements d'origine inflammatoire. Fletcher a proposé, pour ces cas difficiles, la dilatation brusque, dans le
but de distendre ou de déchirer la partie retrécie ; nous ne
saurions admettre cette méthode (qui d'ailleurs n'a jamais
été appliquée chez l'homme) ; il nous semble que la dilatation brusque serait fort dangereuse lorsqu'il y a une désorganisation aussi profonde du tissu œsophagien, à moins que
l'on ne se borne à élargir légèrement le calibre du rétrécissement, comme le dit Fletcher, « de manière à permettre à
une bougie de pénétrer sans danger » et qu'on termine ensuite le traitement par la dilatation simple.

Dans les rétrécissements cancéreux, le cathétérisme,
comme toute autre méthode, ne peut constituer qu'un traitement palliatif ; on n'aura guère recours à cette opération
que pour alimenter le malade. « Trompés par une fausse
analogie entre le rétrécissement de l'urèthre à la suite de la
blennorrhagie et celui de l'œsophage par l'affection squirrheuse de ses parois, dit Boyer, quelques auteurs, Marchant
entre autres, ont pensé que l'on pourrait remédier à celui-ci
par les moyens qu'on emploie avec tant de succès contre le
premier. Aussi a-t-on conseillé d'introduire dans l'œsophage
et d'y laisser séjourner des bougies ou des sondes de gomme
élastique dont on augmente la grosseur par degré, afin de
le rétablir dans son diamètre naturel (1). » Cette proscrip-
tion du cathétérisme comme moyen de traitement nous

(1) Boyer. Maladies chirurgicales, t. VII, p. 170.

semble parfaitement motivée dans les cas de squirrhe, mais Boyer rapportait « à l'affection squirrheuse » presque tous les rétrécissements résultant d'une lésion organique, et c'est en cela seulement que l'opinion de l'illustre chirurgien doit être modifiée. Lorsque, dans un cas de cancer de l'œsophage, le passage de la sonde sera devenu impossible, il ne restera plus qu'un seul moyen d'entretenir encore quelque temps la vie des malades, ce sera de pratiquer l'œsophagotomie externe au-dessous du point lésé et de nourrir le sujet par l'ouverture ainsi faite. Les perforations de l'œsophage, les fausses routes sont des accidents fréquents lorsque ce canal est atteint de dégénérescence cancéreuse, on ne devra donc pas faire de violentes tentatives de cathétérisme. Très-souvent, le cancer se propage aux organes voisins, et Follin (p. 72) cite un cas dû à M. Carrier, dans lequel le liquide versé dans la sonde œsophagienne passa dans le poumon : « à peine un demi-verre de boisson avait-il été introduit que sur le champ le malade tomba sans connaissance et comme frappé de la foudre. »

Lorsque le rétrécissement est cicatriciel, le cathétérisme donne souvent d'excellents résultats, mais son indication est dominée par d'importantes considérations que nous allons exposer. Nous devons pour cela établir les faits suivants : 1° un malade atteint de rétrécissement cicatriciel de l'œsophage, lorsqu'on l'abandonne à lui-même, est dans l'immense majorité des cas voué à une mort certaine ; 2° un rétrécissement cicatriciel de l'œsophage s'accompagne très-souvent d'inflammation périphérique, inflammation qui se propage à la trachée, au tissu cellulaire du médiastin, aux bronches (surtout à la bronche gauche), aux plèvres et au poumon. Le processus inflammatoire peut amener une adhérence de tous ces organes et de l'œsophage ; des abcès se développent autour de ce canal et s'ouvrent tantôt dans la cavité thoracique, tantôt dans l'œsophage, et même à la fois dans l'œsophage et dans un organe voisin ; 3° les rétrécissements cicatriciels, en dehors même de la formation de ces abcès, sont très-facilement rompus par les sondes, une fausse route se produit et les conséquences de cet accident sont le plus souvent mortelles.

La première proposition se trouve démontrée par un nombre considérable d'observations enregistrées dans la science ; la rétraction graduelle des rétrécissements formés par une cicatrice est un fait pathologique qui ne souffre pas d'exception ; lorsqu'on n'oppose aucun obstacle à cette rétraction, ou que le traitement institué ne peut en triompher, elle augmente de jour en jour, l'alimentation devient de plus en plus difficile, la fièvre s'allume, et le malade meurt au bout d'un temps variable.

La seconde proposition (fréquence des inflammations périphériques) est également prouvée par de nombreux exemples. Murray écrit la phrase suivante qui constate ce fait : « Dans d'autres cas, un abcès se forme dans l'épaisseur du rétrécissement et dans le tissu cellulaire des organes voisins (1) ; » il manque souvent à la description de ces faits, quand ils sont anciens, l'indication exacte de la nature de la lésion (organique ou cicatricielle), mais nous trouvons dans les recueils modernes plusieurs de ces faits et M. Brouardel disait, en septembre 1871, à la Société anatomique : « les phlegmons et abcès par perforation sont fréquents dans les rétrécissements de l'œsophage ; ils fusent quelquefois jusque dans le médiastin. Je me souviens d'avoir vu chez M. Velpeau un malade qu'on alimentait avec la sonde ; l'autopsie apprit que les injections de bouillon et de pepsine étaient envoyées dans le médiastin et jusque dans la plèvre ; il en était résulté la plus belle préparation qu'on pût voir des nerfs du médiastin. » Nous avons observé nous-même

(1) Murray. Mémoires de l'Académie royale des sciences de Suède, année 1779.

dans le service de M. le Dr Tillaux un cas de rétrécissement cicatriciel dans lequel l'inflammation périphérique avait produit les lésions les plus étendues ; il y avait eu de plus pénétration de la sonde dans un des abcès qui entouraient l'œsophage. Nous donnons ici la relation complète de ce cas : le malade étant d'abord entré en médecine dans le service de M. Millard, la première partie de l'observation a été prise par M. Baretti, interne du service, qui a bien voulu nous la communiquer ; nous avons rédigé nous-même tout ce qui est postérieur à l'entrée du malade dans nos salles :

Le nommé Guénié (Joseph), âgé de 59 ans, peintre en bâtiments, entre le 20 juin 1873, à l'hôpital de Lariboisière, salle Saint-Vincent, dans le service de M. Millard.

Huit jours avant son entrée, ce malade a bu après déjeûner, de l'*eau seconde*, croyant boire de l'eau de coco. Il a aussitôt rejeté cette solution et n'en aurait avalé qu'une cuillerée à bouche au plus ; une partie de ce liquide aurait pénétré dans le larynx. D'ailleurs en même temps qu'il rejetait une partie de la solution qu'il venait d'introduire dans les voies digestives, il vomissait les aliments pris au déjeûner. Les aliments ainsi vomis avaient une couleur noire, d'après les renseignements du malade. Il éprouva ensuite à la gorge et au niveau du creux épigastrique une cuisson telle qu'il ne pouvait ni boire ni manger.

Un médecin fut appelé, il ordonna un purgatif : de la magnésie.

Peu de temps après, le malade rejeta par la bouche avec effort un lambeau de muqueuse assez long. Ce lambeau tenait encore par son extrémité profonde, et le malade ayant dû le retirer avec ses doigts remarqua qu'il saignait au bout resté adhérent. Cette dernière particularité prouve bien qu'il s'agissait en réalité d'un lambeau de muqueuse. Le malade n'a pu indiquer d'une manière précise l'époque à laquelle il a rendu ce lambeau.

Après cette expulsion, il a éprouvé une vive douleur à la gorge.

Le lendemain il prit de l'huile de ricin.

Depuis l'accident, il avale difficilement et il lui semble que ce qu'il prend s'arrête au niveau du creux épigastrique. Il ne pu prendre que du bouillon.

Il existe de la constipation.

La voix est claire.

Il importe de noter que depuis cette époque l'expectoration est très-abondante.

A l'entrée du malade salle Saint-Vincent, on constate des râles de bronchite. Le crachoir est plein d'un liquide filant, clair, mêlé de flocons jaunâtres. Cette expulsion de mucosités se fait le plus souvent indépendamment de la toux. Mais lorsque la sécrétion de mucosités est trop abondante, lorsque la gorge est pleine, le malade est forcé d'en déglutir une certaine quantité, ce qui provoque un peu de toux.

La bouche et la gorge sont constamment baignées de ces mucosités.

La nuit, le malade est souvent réveillé par l'adondance des sécrétions qui obstruent les voies digestives supérieures. Pour éviter la gêne qui en résulte, il se couche sur le côté, et dans cette position le liquide incessamment sécrété s'écoule sur l'oreiller ; le malade évite ainsi de déglutir une partie du liquide, acte toujours douloureux pour lui et qu'il ne peut éviter quand il est couché sur le dos. La quantité des mucosités rendues en vingt-quatre heures est de 500 grammes.

On examine la gorge et l'on remarque le long du pilier postérieur une sorte d'érosion verticale sous forme d'une bande d'un rouge vif. Ailleurs, on aperçoit quelques points rouges ou gris.

L'état général devient un peu meilleur, si l'on s'en rapporte au dire du malade.

On est d'abord frappé de sa maigreur et de la teinte jaunâtre de la face.

Traitement : gargarisme émollient ; gomme sucrée ; julep diacode ; huile de croton 15 gouttes à étendre sur le dos.

Régime : lait, 2 litres ; potages ; œufs. Trois jours après, viande crue.

Le malade n'allant pas mieux, la déglutition étant de plus en plus difficile, on veut se rendre compte de l'état de l'œsophage et l'on commence un traitement actif. M. Tillaux, appelé, pratique le cathétérisme ; l'opération ne présente rien de particulier, mais le malade aurait dans la journée craché un peu de sang

Le malade ayant passé en chirurgie, le cathétérisme est renouvelé tous les jours et ne présente aucune difficulté. Il semble que la déglutition se fasse un peu plus facilement. Cependant l'état général est toujours mauvais ; le malade rejette en moyenne 450 grammes de mucosités filantes par jour. Dans ces mucosités nagent des crachats purulents. On entend des râles de bronchite dans tout le poumon ; on constate au sommet droit de la dureté à la percussion avec de la rudesse et de la prolongation de l'expiration.

On ordonne teinture d'iode sur les deux côtés. Chlorate de potasse 4 grammes.

Le cathétérisme est pratiqué tous les deux jours avec une olive de 8 millimètres, mais la difficulté de la déglutition devient de plus en plus grande. Le malade a conscience qu'un obstacle l'empêche d'avaler les aliments solides. Il lui semble qu'un morceau de viande ou de pain est resté dans la gorge, et il montre le creux sus-sternal comme le niveau du siége de cet obstacle. La mie de pain qui pouvait passer encore deux ou trois semaines après son arrivée, est maintenant arrêtée et le malade en est réduit au bouillon.

Le malade éprouve de temps à autre des nausées, il lui arrive de rejeter par les narines les aliments liquides, les seuls qu'il puisse prendre.

Le cathétérisme est encore pratiqué tous les deux jours, mais la maigreur devient de plus en plus grande, les crachats purulents sont plus nombreux, et le malade meurt le 3 septembre 1873.

A l'autopsie, nous trouvons les lésions suivantes : l'œsophage (que nous examinons d'abord sans l'ouvrir), est normal à sa partie supérieure; il ne présente à ce niveau ni épaississement ni dilatation ; on peut facilement le séparer de la trachée ; mais à 6 centimètres au-dessous du cartilage cricoïde, nous trouvons le tube œsophagien épaissi, son volume est presque double ; nous essayons de le séparer de la trachée, mais il existe une adhérence complète entre les deux conduits ; le tissu cellulaire, facile à rompre, qui les unit normalement est remplacé par un tissu résistant, compacte, qui fait corps avec le tube œsophagien et la partie inférieure de la trachée. Un peu plus bas, le volume anormal de l'œsophage décroît rapidement, de sorte que l'ensemble de l'organe, vu par sa partie postérieure, affecte la forme d'un fuseau.

A l'endroit où la bronche gauche croise l'œsophage, il y a adhérence complète entre ces deux conduits ; adhérence formée par un tissu analogue à celui que nous avons rencontré un peu plus haut. Plus bas encore l'œsophage en rapport direct avec la plèvre, et le bord postérieur du poumon droit est étroitement uni à ces deux organes. Tissu cellulaire, ganglions, plèvre, bord du poumon, tout cela est englobé dans un tissu dur, solide, descendant verticalement de la partie inférieure de la bronche gauche jusqu'au diaphragme.

A gauche, la plèvre dans toute l'étendue de ses rapports avec l'œsophage est rouge et présente de faibles adhérences.

Tel est l'aspect extérieur de l'œsophage et du tissu qui l'entoure ;

ouvrant maintenant le tube œsophagien, nous trouvons la partie supérieure du conduit parfaitement saine ; la muqueuse est pâle et son épaisseur est normale. Mais un peu plus bas à 6 centimètre au-dessous du cartilage cricoïde, le conduit se retrécit brusquement et en même temps il semble que la paroi ait gagné en épaisseur ce que le calibre a perdu. En effet, tandis que la cavité pourrait à peine livrer passage à une plume de corbeau, la paroi, lorsque l'on pénètre dans l'œsophage par sa partie latérale, a plus de 1 centimètre d'épaisseur. La longueur de ce rétrécissement est de 7 centimètres, il se termine donc à 13 centimètres de l'extrémité supérieure. Plus bas, la muqueuse œsophagienne présente quelques petites brides cicatricielles, sans qu'il y ait de rétrécissement proprement dit. Enfin à 3 centimètres au-dessus du cardia, le calibre de l'œsophage se réduit de nouveau un peu sans approcher du degré d'étroitesse qu'il présente plus haut.

Indépendamment de ces amoindrissements de calibre, nous remarquons au-dessus du premier rétrécissement, dans le cul-de-sac que forme en quelque sorte l'œsophage à ce niveau, une ouverture taillée en bec de plume sur la paroi antérieure de l'œsophage. Cette ouverture peut admettre une sonde de 10 millimètres ; un stylet y est introduit et pénètre profondément ; nous ouvrons alors sur la sonde cannelée ce trajet fistuleux, et nous tombons dans une cavité irrégulière, anfractueuse, remplie de pus qui s'étend depuis l'orifice en bec de plume jusqu'au diaphragme. Cette cavité est creusée dans la masse de tissu induré que nous avons décrite, tissu unissant œsophage, plèvre et poumon. Cette cavité comprend une certaine portion du poumon droit, et l'on voit en faisant quelques coupes des ramifications bronchiques y aboutir : ces ramifications contiennent du pus et sont enflammées ainsi que la bronche gauche qui est elle-même perforée en un point et communique avec le foyer purulent ; le pus pouvait donc se déverser à la fois dans la bronche et dans l'œsophage.

Les voies respiratoires présentent des signes de bronchites ; il y a de plus dans le poumon droit plusieurs noyaux de pneumonie dans le lobe inférieur : le sommet est farci de tubercules miliaires, et les ganglions bronchiques sont enflammés.

Cette observation nous montre :

1° Que l'inflammation périphérique peut se développer très-promptement après une cautérisation violente de l'œsophage par un liquide dégluti.

2° Que cette inflammation peut trahir sa présence par des signes d'irritation bronchique et par une expectoration abondante.

3° Que la sonde ne réussit pas toujours à dilater les rétrécissements cicatriciels et peut s'engager dans une des collections purulentes développées autour de l'œsophage, après avoir traversé la paroi œsophagienne amincie et ramollie par l'inflammation. Cet accident eut lieu évidemment dans le cas que nous venons de rapporter : on enfonçait la sonde aussi loin que si elle eût parcouru tout l'œsophage, et cependant elle était trop grosse pour pouvoir traverser le rétrécissement et trop dure pour pouvoir se replier sur elle-même (c'était une tige de baleine) ; elle devait donc s'engager chaque fois dans cette ouverture que l'on remarquait immédiatement au-dessus du rétrécissement.

Passons maintenant à la démonstration de la troisième proposition énoncée plus haut : le rétrécissement peut être facilement rompu par les sondes, alors même qu'il n'y a pas d'abcès périphérique. Nous pouvons citer à l'appui de cette opinion trois faits parfaitement authentiques et se rapportant tous trois à des rétrécissements cicatriciels. Nous trouvons une première observation dans les bulletins de la Société anatomique (année 1871, octobre), nous allons en donner quelques fragments :

« Le malade sur lequel a été recueillie cette pièce, dit M. Fouilloux, est un jeune parisien de 15 ans, de tempérament lynphatique, de constitution délicate.

En mai 1871, il avala par erreur une gorgée d'une solution de couleur vineuse, dite potasse d'Amérique, qu'il vomit presque immédiatement. Les accidents inflammatoires calmés, restait une dysphagie considérable que l'on combattit avec succès jusqu'au 3 septembre, par le cathétérisme œsophagien pratiqué chaque jour avec des sondes molles de calibre progressivement croissant.

Le 5 septembre, le malade se rend de son pied chez son chirurgien qui lui introduit successivement cinq boules olivaires en ivoire ; à la dernière introduction, le malade est pris d'une douleur très-vive, à l'epigastre et au dessous du sein droit ; douleur si vive qu'il lui fut très-pénible de supporter le cahot d'une voiture pour rentrer chez lui.

Le 9, il entrait à la maison de santé, dans le service de M. Besnier, présentant les symptômes suivants : murmure vésiculaire très-faible en avant et en arrière du thorax, matité axillaire et souffle doux au même niveau ; toux fréquente, sèche ; et surtout douleur très-vive à l'epigastre sous le sein droit avec irradiation à l'abdomen, le malade se nourrit mal ...... il dépérit de jour en jour, il expectore de 100 à 150 grammes d'un liquide muqueux le 22 septembre, et enfin le 2 octobre il vomit par la bouche et les fosses nasales un verre de pus horriblement fétide, et il meurt le 4 octobre.

.... A l'autopsie on trouva une poche limitée par la plèvre droite adhérente à la paroi thoracique, poche contenant un liquide semblable à celui qui avait été vomi. A 9 centimètres de l'extrémité supérieure de l'œsophage, il y avait une ouverture en bec de flûte conduisant dans un trajet légèrement oblique de haut en bas et un peu de gauche à droite ...... il est possible que la sonde œsophagienne ou la boule olivaire ait rencontré une lacune muqueuse et qu'elle s'y soit engagée en refoulant de proche en proche les tissus jusqu'à perforation ...... les tuniques œsophagiennes sont intactes. »

M. Duguet fit observer après cette présentation « qu'il n'y avait pas d'incertitude pour le médecin pas plus qu'il n'y en a eu pour le malade sur la cause de l'accident ; l'enfant racontait qu'il ressentit tout d'un coup une sensation de déchirement dans la poitrine. Ce cas indique, ajouta M. Duguet, qu'il faut aller prudemment dans le cathétérisme de l'œsophage, même dans les rétrécissements cicatriciels. »

Nous dirons de plus que la formation de l'abcès doit être postérieure à la fausse route ; si la sonde n'avait fait que pénétrer dans une collection purulente déjà existante, l'état du malade n'eût pas été aussi satisfaisant avant l'opération, il y aurait eu immédiatement une expectoration purulente abondante, et enfin les tuniques de l'œsophage seraient plus profondément altérées.

Voici un autre cas de rupture d'un rétrécissement cicatriciel par la sonde, sans qu'il y eût d'abcès périphérique : nous empruntons cette observation à un travail de M. Moutard-Martin (1).

«Une jeune fille était atteinte d'un rétrécissement excessif de l'œsophage après une tentative d'empoisonnement avec l'acide nitrique. Elle avait depuis plusieurs années l'habitude de se passer une sonde, et d'injecter dans l'estomac des substances alimentaires telles que lait ou bouillon. Un jour elle éprouva quelque résistance qu'elle parvint cependant à vaincre et fit sans s'en douter une injection d'un demilitre de lait dans la plèvre. Elle fut prise tout à coup d'une affreuse douleur de côté, et elle mourut au bout de peu de temps d'une pleurésie suraiguë déjà purulente. Nous reconnûmes à l'autopsie et la perforation de l'œsophage et la présence du lait dans la poitrine. »

Nous pouvons citer encore un autre exemple de perforation par la sonde d'un œsophage ayant subi une rétraction cicatricielle. Cette observation a été prise dans le service de M. le professeur Richet, qui a bien voulu nous permettre de la publier; elle a été rédigée par M. Longuet, interne du service, qui nous l'a communiquée :

Le 11 juillet 1873, le nommé Nouveau Auguste, homme de peine, âgé de quarante-deux ans, entrait à l'Hôtel-Dieu dans le service de M. Richet : il y a 12 semaines, étant pendant la nuit gardien de travaux, il a avalé une gorgée d'eau seconde en croyant boire du vin. Une inflammation considérable s'ensuivit : la langue, les amygdales, la gorge furent violemment cautérisées, la muqueuse même tomba.

Il en est résulté un rétrécissement de l'œsophage qui l'empêche d'avaler les aliments solides. Depuis son accident, il n'a vécu que de lait, bouillon, tapioca et vin. Il remarque que depuis quelque temps il éprouve un peu plus de difficulté à faire passer même les liquides.

Il n'a été sondé qu'une fois, la sonde s'est arrêtée à 12 centimètres environ et a fait saigner la muqueuse. Il n'a jamais rien fait contre cette dysphagie.

Le 19 juillet, le cathétérisme est pratiqué avec la sonde à boule d'ivoire. Un premier rétricissement, facilement franchissable est traversé, il est situé au commencement de l'œsophage. Au dessous, il

(1) La pleurésie purulente et son traitement. Paris. Delahaye, p. 29.

en existe un autre qui n'a pu être franchi, il se trouve au niveau de l'angle que fait à gauche l'œsophage, à 8 ou 10 centimétres du premier.

Le malade a la sensation de glouglou.

Tous les soirs, le cathétérisme est pratiqué avec une grosse sonde uréthrale. Jusqu'à présent, il n'y a pas d'amélioration, et il y a sept jours que dure ce traitement. Le passage est toujours aussi difficile et aussi douloureux

Le 22 septembre, on constate une pleurésie droite. Cette maladie ne présente rien de particulier dans sa marche ; en dix jours environ, tous les phénomènes ont disparu, il reste seulement un peu de frottement et de la submatité à la percussion dans le quart inférieur de la cavité thoracique.

Le rétrécissement se laisse franchir assez facilement, mais il y a un peu d'anorexie.

11 octobre, le cathétérisme qui avait été abandonné depuis plusieurs jours est repris ; le cylindrique nº 7 passe facilement.

Le 12, le nº 7 1/2 franchit le rétrécissement.

Le 18, le nº 9 passe avec un peu de difficulté. Le malade sort le 21 octobre.

Un mois après, le 18 novembre, le malade rentre à l'hôpital, parce que depuis quelque temps, il ne peut plus manger; il a cessé de se passer dans l'œsophage les boules d'ivoire. Il est atteint d'un ictère subaigu qui l'inquiète.

19 novembre, M. Richet lui passe une bougie armée d'un petit cylindre conique en ivoire; trois-quarts d'heure après, le malade sent son cou gonflé, en même temps qu'il est oppressé ; sa voix est nasonnée. On constate un emphysème sous-cutané occupant tout le cou et la région antérieure de la poitrine, à gauche surtout. Le malade parle en nasonnant, ce qui indique qu'il y a aussi de l'air sous la muqueuse du pharynx.

Le 20, l'emphysème est considérable encore, mais il n'augmente plus de volume. Il se limite sans diminuer. M. Richet défend de faire prendre au malade aucun aliment, pour donner le temps à la fissure œsophagienne de se refermer.

Le 22, la tuméfaction diminue, le malade commence à boire et à manger comme auparavant.

Le 23, le cou est à peu près revenu à son état normal, mais en pressant un peu fort à la région sus-claviculaire, on sent encore une crépitation large et profonde. L'état général est bon, l'ictère a disparu.

Enfin, le 30, il n'y a plus trace d'emphysème; il ne survient aucun accident nouveau.

Depuis lors, on n'a cessé de cathétériser tous les jours ce malade, avec de longues bougies à extrémité conique, mais cette extrémité n'étant pas assez résistante, se replie, la pointe ne s'engage pas dans le rétrécissement, et l'on n'obtient pas d'amélioration bien notable. Le malade ne prend que des aliments semi-liquides, qui passent avec une certaine difficulté. Cependant l'état général reste assez bon.

Tous ces faits montrent bien que le cathétérisme appliqué à la dilatation des rétrécissements cicatriciels, peut dans beaucoup de cas rester impuissant et causer des accidents graves. Voyons maintenant quelle règle on doit suivre dans ces cas. « Bien qu'il soit possible d'obtenir par la dilatation progressive un résultat satisfaisant, dit M. le Dr Tillaux (1), le chirurgien n'y devra pas compter dans les rétrécissements cicatriciels. Or, comme les malades perdent vite leur force par insuffisance d'alimentation, il nous paraît sage de ne point trop prolonger cette tentative et d'en arriver à l'œsophagotomie, dès qu'on sera moralement certain de l'impuissance des olives... » et plus loin : « Pour mener à guérison un rétrécissement de l'œsophage, aussi bien qu'un rétrécissements de l'urèthre, le chirurgien doit se rappeler que l'incision ne constitue qu'une partie du traitement, qu'elle n'est en définitive qu'un adjuvant de la dilatation, qui doit toujours rester comme méthode générale. Il sera donc indispensable de reprendre le cathétérisme, jusqu'à ce que les plaies produites par l'incision soient cicatrisées. Le malade ne devra pas encore, ou plutôt ne devra jamais être complètement abandonné, car le seul moyen d'empêcher la reproduction plus ou moins rapide du rétrécissement, c'est de passer de temps en temps, trois ou quatre fois par an, je suppose, une bougie ou une olive dans le canal. » A l'appui de cette méthode de traitement, M. Tillaux cite un cas de

(1) Contribution à l'histoire de l'œsophagotomie interne. Bulletin de thérapeutique, 15 janvier 1873.

guérison de rétrécissement cicatriciel obtenu par l'œsophagotomie : depuis vingt jours le cathétérisme était pratiqué chaque matin, et aucune amélioration n'était obtenue, la plus petite olive était toujours la seule qui passait ; l'œsophagotomie fut alors faite avec l'instrument de M. Trélat, et vingt-huit jours après, le malade « mange sans plus de difficulté qu'avant son accident. » Deux années se sont écoulées depuis, et ce résultat ne s'est pas démenti. M. Tré·lat a obtenu le même succès dans un cas absolument semblable de rétrécissement cicatriciel : « le dilatateur était impuissant ; presque tous les éléments étaient régurgités ; l'affaiblissement faisait des progrès rapides. Le rétrécissement fut incisé d'arrière en avant. Actuellement une olive de 12 millimètres passe facilement..... le malade mange toute espèce d'aliments et jouit de la meilleure santé » (1).

On devra donc, après avoir pendant un certain temps essayé le cathétérisme, abandonner cette opération si l'on n'a pas obtenu une amélioration bien nette. En réitérant les les tentatives, on laisse les forces s'épuiser, on vient heurter chaque jour sur la muqueuse malade, au-dessus du rétrécissement, et l'on s'expose à faire une fausse route avec d'autant plus de facilité que l'inflammation amène souvent la production de quelque foyer purulent et l'amincissement des tuniques ; or, s'il arrive que l'on tombe dans un de ces abcès, tous les instruments qu'on tente par la suite d'introduire dans l'œsophage s'engagent dans cette voie, et le chirurgien est pour ainsi dire réduit à l'impuissance. Si, au contraire, avant que ce fait se produise, on a agrandi le passage à l'aide de l'œsophagotomie interne, il y a là une voie que les sondes parcourent librement, et n'étant plus arrêtées au niveau du rétrécissement, elle n'ont plus de tendance à créer une fausse route, alors même que les parois de l'œsophage seraient amincies.

(1) Gazette des hôpitaux, 1870, 10 mars.

On voit par ce qui précède que, pour expliquer les accidents du cathétérisme dans les cas de rétrécissement cicatriciel, nous attachons bien plus d'importance aux conditions pathologiques, dans lesquelles l'opération est tentée,
qu'à l'emploi de tel ou tel cathéter; nous arrivons à
cette conclusion que, si l'on veut dans un cas dangereux
éviter de faire une fausse route, on doit, non pas modifier la
sonde, mais remplacer le cathétérisme par une autre opération. Aussi pensons-nous que les bougies de M. Bouchard
pourraient aussi bien que l'olive donner lieu à des accidents; mais, dans les cas de rétrécissements cicatriciels
franchissables et facilement dilatables nous comprenons les
excellents résultats donnés par cet instrument; on évite
ainsi « le double traumatisme à l'entrée et à la sortie de
l'olive » (1). Il nous semble seulement que ces sondes droites
et rigides doivent se prêter difficilement aux courbures de
l'œsophage, si peu accusées qu'elles soient : dans le cathétérisme avec l'olive, la tige en baleine ou en maillechort,
ne remplissant pas le tube œsophagien, peut vaciller dans
ce tube, de sorte que l'olive suit la direction du canal; au
contraire, avec ces bougies, distendant l'œsophage dans
toute son étendue, il faut, lorsqu'on pénètre jusqu'au cardia, que les inflexions latérales soient effacées, et que tout
le canal soit ramené à la ligne droite. Aussi l'emploi de ces
bougies nous paraît-il surtout indiqué dans les rétrécissements des 8 ou 10 premiers centimètres de l'œsophage.
Ajoutons que le volume de la plus grosse bougie (2 centimètres de diamètrë) nous paraît trop considérable; d'après
l'étude que nous avons faite du calibre de l'œsophage, aucun
instrument ne devrait dépasser 18 millimètres, et jamais,
dans les points rétrécis, on ne devrait tenter de faire pénétrer une sonde d'un volume plus considérable. Les olives
d'ivoire formant une série de 6 diamètres différents, dont

(1) Lesbini. Loc. cit.

le plus grand est de 18 millimètres et le plus petit de 8, nous semblent répondre parfaitement aux données anato-miques. On obtiendra une dilatation bien graduée en substituant ces olives les unes aux autres jusqu'à ce qu'on atteigne le calibre normal de l'œsophage à la hauteur où siége le rétrécissement. Le calibre que l'on devra chercher à obtenir est évidemment celui de l'œsophage dilaté, car si la pression de l'olive ne réussissait pas à amener le point lésé à un diamètre supérieur à celui de l'œsophage non distendu, c'es< que le rétrécissemént ne serait pas guéri. Il faut que la tige du cathéter ait une certaine flexibilité dans toute son étendue, et cette condition est bien remplie par les instruments dont on se sert habituellement. M. Chassaignac blâme avec grande raison l'emploi de « cette espèce de broche en baleine armée de trois boules d'ivoire disposées à distance l'une de l'autre sur le trajet de la tige et lui ôtant toute flexibilité, » sonde assez usitée autrefois.

Quant au séjour des sondes dans l'œsophage, nous devons dire que quelques minutes (un quart d'heure au plus), à chaque séance, suffisent dans tous les cas pour qu'on obtienne du cathétérisme les résultats qu'il peut donner. Bien que Boyer ait laissé séjourner pendant quatre mois une sonde dans l'œsophage sans l'ulcérer, cet accident est à craindre, et Velpeau y insiste avec raison en le qualifiant de « redoutable » (1). Dans les cas de cancer de l'œsophage, si l'on voulait laisser la sonde à demeure pour éviter la répétition du cathétérisme, on se servirait de la sonde en baudruche de Leuret qui, ne répondant pas au but que s'était proposé son auteur, trouverait là son application.

(2) Velpeau. Médecine opératoire, p. 688.

CHAPITRE III.

Dans les deux chapitres qui précèdent nous avons établi les indications auxquelles répond le cathétérisme de l'œso-phage ; nous avons vu quels résultats on pouvait espérer de cette opération, et nous avons discuté la valeur des diverses méthodes au point de vue de la répétition du cathétérisme, du séjour plus ou moins prolongé des instruments dans l'œsophage, du mode d'action plus ou moins rapide à re-chercher ; ces variations de procédé, nécessitées par la di-versité même des indications, devaient être exposées avec les faits pathologiques qui les justifient. Nous ne revien-drons pas sur ces prescriptions particulières à chaque cas, et il ne nous reste à étudier que les règles générales, le manuel opératoire du cathétérisme de l'œsophage.

Le cathétérisme de l'œsophage est une opération simple et brièvement décrite dans tous les livres classiques ; nous allons voir cependant que, sur plusieurs points, les opinions des auteurs diffèrent quelque peu ; mais, avant d'exposer et de discuter ces opinions, nous rappellerons, d'une manière générale et seulement au point de vue du cathétérisme, la situation et la direction de l'œsophage : lorsque nous vou-lons porter un instrument, quel qu'il soit, dans un canal facilement explorable, situé en quelque sorte extérieure-ment, comme l'est l'urèthre de l'homme dans une partie de son étendue, il nous est toujours facile d'introduire le ca-théter dans l'extrémité même du canal, dans le méat qui s'ouvre directement au dehors ; et les difficultés, s'il s'en présente, ne viendront que plus tard, dans ce temps de l'opération : nous avons donc, dans ce cas, facilité et sécurité complète au début, obstacle possible par la

suite. S'il s'agit, au contraire, d'un canal tel que l'œsophage, ayant, il est vrai, un gros calibre et une direction
presque rectiligne, mais situé profondément et n'aboutis-
sant pas à l'extérieur, conditions diamétralement opposées
aux précédentes, les difficultés opératoires se présenteront
dans l'ordre inverse : la sonde, une fois bien engagée dans
le canal, le parcourra sans peine et sans danger, mais la
difficulté consistera précisément à obtenir cet engagement
du cathéter dans l'orifice d'un conduit, qui échappe à la
vue et que la main ne peut atteindre. Cette situation de
l'origine de l'œsophage est donc un premier fait défavorable
au cathétérisme, mais ce n'est pas le seul : la direction générale de l'œsophage est presque verticale, l'axe de la
bouche fait donc avec cette direction un angle variable qui
ne s'efface presque complètement que dans la déflexion
forcée de la tête. L'instrument qui, en passant par la bouche, pénétrera dans l'œsophage, ne pourra donc être rectiligne, et c'est seulement au prix de grands efforts et grâce
à une longue habitude que des bateleurs réussissent à faire
pénétrer jusqu'à l'estomac, à *avaler* des lames métalliques
absolument droites. Ces deux faits, profondeur de l'orifice
supérieur de l'œsophage, présentation de cet orifice sous
un angle plus ou moins ouvert par rapport à la bouche,
sont encore compliqués d'un troisième : l'œsophage est
étroit à son origine, l'extrémité cervicale est un des points
où son diamètre est le moins considérable; de plus, il peut
se produire pendant la vie, à ce niveau, une sorte de spasme
qui rétrécit encore l'ouverture. Rappelons enfin une dernière disposition anatomique qui constitue pour le cathétérisme, non pas un obstacle, mais un danger, nous vou-
lons parler de l'ouverture des voies aériennes précisément
un peu au-dessus de l'orifice supérieur de l'œsophage : que
le bec de la sonde, qui doit parcourir ce canal, se trouve

dirigé un peu trop en avant, et le cathéter s'engagera dans
e larynx.

Ces quelques considérations montrent que, dans le temps
d'engagement de la sonde, deux difficultés se présentent,
deux causes d'insuccès doivent être évitées : si l'instrument
ne peut pas se conder suffisamment, ou si la position que
l'on fait prendre à la tête rend trop aigu l'angle cervico-
buccal, l'introduction du cathéter est difficile et même impossible ; si l'opération s'exécute dans les conditions in-
verses, l'extrémité de la sonde peut se dévier antérieurement,
et pénétrer dans les voies respiratoires. Lorsque ce temps
d'engagement est exécuté, l'opération se termine avec une
facilité extrême dans un œsophage normal. C'est ainsi que
nous envisageons les difficultés du cathétérisme de l'œsophage, mais telle n'est pas l'opinion de tous les auteurs, et
M. Chassaignac a écrit les lignes suivantes :

« Le grand obstacle au cathétérisme œsophagien, c'est la
concavité cervico-dorsale au niveau de laquelle les sondes
viennent arcbouter. Pour éviter cet obstacle, on peut, à
l'exemple de Desault, se servir d'un mandrin recourbé que
l'on retire dès que la sonde a franchi le point difficile » (1).
Comme nous allons le voir, cette idée — que nous discute-
rons — a conduit M. Chassaignac à conseiller une position
de la tête contraire à celle que tous les auteurs recomman-
dent. Commençons dès maintenant l'étude de la position à
donner au malade :

Sur cette première question : «le sujet doit-il être assis
ou couché ?» l'avis de tous les chirurgiens est le même : le
sujet doit être assis toutes les fois que cela est possible,
c'est-à-dire dans l'immense majorité des cas ; on comprend,
en effet, que, dans cette situation, la cavité buccale se présente plus directement à l'exploration ; en faisant placer le

(1) Chassaignac. Traité clinique et pratique des opérations chirurgicales,
p. 624.

malade devant une fenêtre, on aperçoit facilement la paroi postérieure du pharynx et l'on guide mieux la sonde ; puis, sur une personne assise, on se rend mieux compte de l'angle que forment la bouche et l'œsophage. Sur la question de position de la tête — question infiniment plus importante — nous ne retrouvons pas la même unanimité : M. Chassaignac s'élève contre le renversement de la tête en arrière, indiqué dans tous les livres traitant ce sujet :

« Le renversement de la tête en arrière, conseillé par les auteurs, est la plus mauvaise attitude qu'on puisse faire prendre au patient. Elle fait faire promontoire au niveau de la sixième cervicale, et rend plus anguleuse la concavité cervico-dorsale.

« La meilleure attitude à donner au malade, c'est la flexion du col en avant, afin de régulariser la courbe saccadée qui, de la sixième cervicale, s'étend aux deux premières dorsales » (1).

En présence de cette opposition absolue à une pratique généralement admise, opposition formulée d'ailleurs avec une si légitime autorité, nous avons cru devoir instituer quelques expériences dans le but d'étudier les différentes courbes de l'œsophage, lorsque la position de la tête varie, de pratiquer le cathétérisme dans chacune de ces positions, et d'assister, pour ainsi dire, au cheminement de l'olive dans le canal. Voici ces expériences :

Sur un sujet du sexe masculin et de taille moyenne, nous disséquons la région cervicale du côté droit, jusqu'à ce que l'œsophage soit mis à nu de ce côté ; nous avons soin de respecter le tissu qui unit l'œsophage en arrière à la colonne vertébrale, et en avant à la trachée que nous laissons en place. La partie médiane du cou et le côté gauche restent absolument intacts. Cela fait, nous scions la clavicule ainsi que les côtes, et nous détruisons la paroi thoracique du côté droit ; enfin,

(1) Chassaignac. Loc. cit., p. 623.

Mouton.   7 ayant sectionné le pédicule du poumon droit, nous enlevons cet organe et nous disséquons le tissu cellulaire qui recouvre latéralement l'œsophage ; ce tube est alors apparent depuis son origine jusqu'au cardia. Tout étant ainsi préparé, le tronc du sujet étant légèrement soulevé et la tête bien soutenue, nous essayons le cathétérisme dans quatre positions différentes, et pour chacune de ces positions, nous répétons l'opération plusieurs fois. L'instrument dont nous nous servons est la tige d'argent légèrement recourbée à son extrémité, et munie d'une des plus petites olives de la série. Voici les résultats auxquels nous sommes arrivé :

1° Le col étant fortement fléchi en avant, il est difficile, presque impossible de faire franchir à l'olive l'angle que forme la bouche avec l'œsophage ; nous saisissons et recourbons en bas avec l'index de la main gauche le bout de la tige d'argent, pour l'empêcher de heurter contre la paroi postérieure du pharynx, et, malgré cette manœuvre, ce n'est qu'après des tentatives réitérées que nous réussissons à faire descendre la sonde jusqu'à l'origine de l'œsophage. L'engagement étant obtenu, la sonde qui tend à se redresser en vertu de son élasticité, fait une forte saillie à la partie postérieure de l'œsophage : on suit la marche de l'olive soulevant la paroi postérieure du canal.

2° Le col étant légèrement fléchi en avant, on obtient l'engagement avec un peu moins de peine que précédemment, mais l'opération est encore difficile, et l'olive fait, comme dans la première expérience, une forte saillie postérieure.

3° La tête étant légèrement renversée en arrière, le cathétérisme est facile ; l'olive, grâce à la petite courbure que présente la tige d'argent, s'engage naturellement dans l'œsophage et en parcourt toute l'étendue en soulevant également sa paroi antérieure et sa paroi postérieure. Ayant répété un grand nombre de fois le cathétérisme dans cette position, nous avons essayé, en portant un peu le cathéter en avant avec l'index, d'engager l'olive dans le larynx : nous n'y avons pas réussi. Quand la tête est ainsi placée, l'angle que fait l'axe de la bouche avec l'œsophage est tel que la sonde pénètre d'elle-même dans l'orifice supérieur du canal, et qu'il est presque impossible de la porter dans une autre direction.

4° La tête étant fortement renversée en arrière, à la première tentative de cathétérisme, nous pénétrons dans le larynx sans nous en apercevoir, l'olive parcourt rapidement toute la trachée et vient sortir à l'origine de la bronche droite sectionnée. Nous pratiquons plusieurs fois l'opération, et le résultat est toujours le même, sauf dans les cas où, au lieu de faire glisser la sonde sur les incisives supérieures, nous la tenons un peu plus bas, ce qui nous ramène, comme direction du cathéter, aux conditions de l'expérience précédente. Follin a signalé cette tendance de la sonde à pénétrer dans le larynx, quand la tête est fortement renversée en arrière ; mais ce fait est rapporté incidemment à propos de l'étude de l'extrémité supérieure de l'œsophage, et l'auteur en tire cette conclusion hâtive « que le cathétérisme ne doit point être fait dans l'extension forcée de la tête, mais plutôt dans la flexion. »

De cette série d'expériences, il résulte pour nous :

1° Que, dans la flexion du col en avant, l'angle de la bouche et du cou étant aigu, le cathétérisme est toujours difficile, et qu'il l'est d'autant plus que cette flexion est plus prononcée.

2° Que l'effort de la sonde, dans cette position, ne se porte pas dans l'axe de l'œsophage, mais très-fortement en arrière.

3° Que le renversement exagéré de la tête en arrière

expose à une direction trop antérieure du cathéter et à sa pénétration dans les voies aériennes.

4° Que la position la plus favorable au cathétérisme de l'œsophage est un léger renversement de la tête en arrière.

Telle est notre conclusion ; mais que devient dans tout cela « le promontoire de la sixième vertèbre cervicale » et « cette courbe saccadée qui, de la sixième cervicale, s'étend aux deux premières dorsales, » et « ce grand obtacle au ca-thétérisme œsophagien, la concavité cervico-dorsale au niveau de laquelle les sondes viennent arcbouter »? Lorsque nous avons réalisé les expériences précédentes, nous avions lu et remarqué ces différents passages, aussi avons-nous re-cherché avec quelque soin les variations des courbes de l'œsophage, lorsque la tête change de position dans le sens antéro-postérieur. L'œsophage étant préparé comme nous l'avons indiqué précédemment, les moyens d'union de cet òrgane en avant et en arrière étant conservés, nous avions la certitude que sa direction était restée ce qu'elle est réellement, et nous avons pu constater :

1° Que la direction antéro-postérieure de l'œsophage ne varie nullement, quand on change la position de la tête ; seules les courbes latérales se redressent un peu, ce qui permet l'ascension de l'extrémité supérieure du canal, as-cension signalée plus haut ; même dans les cas de renverse-ment extrême de la tête en arrière, il n'y a jamais de saillie notable, de promontoire au niveau de la sixième vertèbre cervicale.

2° Que la concavité cervico-dorsale n'existe pas. Pour que cette concavité existât, il faudrait que l'œsophage suivît exactement la direction de la colonne vertébrale : or, cela n'est pas, comme nous l'avons dit dans la première partie de ce travail. Au point de vue de la direction de la sonde, la grande difficulté du cathétérisme œsophagien résulte de l'angle que forme la bouche avec le cou : l'expérimentation, l'examen anatomique, l'observation clinique le démontrent. S'il se formait, d'ailleurs, dans la déflexion de la tête un promontoire au niveau de la sixième vertèbre cervicale, si le grand obstacle au cathétérisme était la concavité cervico-dorsale, comment ces bateleurs, dont nous invoquions l'exemple précédemment, feraient-ils descendre dans leur œsophage des tiges parfaitement droites en renversant fortement la tête en arrière? Ne voit-on pas qu'en prenant cette position, ces hommes rendent extrêmement ouvert l'angle dont nous parlons, et que, cet obstacle écarté, la tige rigide descend en droite ligne jusqu'à l'estomac?

L'œsophage présente, comme on le sait, deux inflexions latérales remarquables, la première à gauche, et la seconde à droite. M. Sappey, étudiant l'importance chirurgicale de ces deux courbes, conclut : « que la sonde œsophagienne pourra se trouver arrêtée ou du moins se heurter au point de jonction des deux cônes, c'est-à-dire contre la saillie que forme la paroi latérale gauche du conduit au niveau de la quatrième dorsale, si le chirurgien ne prend la précaution d'en ramener l'extrémité un peu à droite et en arrière (1). » Il est évident qu'il serait bon, dans la pratique du cathétérisme, de faire suivre à la sonde autant que possible les courbes du canal, mais ces courbes étant en partie redressables, elles n'opposent jamais au cheminement du cathéter un obstacle sérieux ; ce que l'on doit seulement éviter, c'est de produire par une direction de la sonde trop opposée aux données anatomiques, ce soulèvement de la paroi œsophagienne d'un côté, qui indique que l'axe de la sonde n'est pas dans l'axe du canal ; or, dans les expériences citées plus haut, nous avons toujours vu l'olive tendre fortement à droite le tube œsophagien un peu au-dessous de son origine, et il est naturel qu'il en soit ainsi puisque le cathéter descend verticalement, et que l'œsophage fuit vers la gau-

(1) Sappey. Anatomie descriptive, t. III, p. 89.

che. En tournant un peu à gauche la face inférieure du disque d'argent que nous tenions entre les doigt, l'olive se portait dans la direction du canal et cessait de soulever sa paroi latérale droite : il suffisait ensuite de laisser le disque dans la position horizontale, pour que la sonde se maintînt assez exactement dans l'axe.

Ces faits généraux établis, il ne nous reste plus, pour terminer ce travail, qu'à décrire l'opération du cathétérisme de l'œsophage. Ce cathétérisme se pratique par la bouche ou par le nez. Voici comment se fait le cathétérisme par la bouche.

Le malade étant assis devant une fenêtre, « et maintenu comme pour toutes les opérations qui se pratiquent sur la face (1), » précaution qui ne nous paraît nécessaire que lorsque l'opération doit être difficile ou est pratiquée pour la première fois chez le sujet, la tête étant à demi renversée en arrière et la bouche largement ouverte, le chirurgien se place devant le malade, ou un peu sur le côté pour éviter d'être atteint par les matières rejetées si un vomissement se produisait au moment de l'introduction de la sonde, — M. Chassaignac avait coutume de faire cette recommandation à ses élèves, il y a quelques années ; — puis, tandis que l'index de la main gauche déprime la langue, le chirurgien saisit de la main droite, à la manière d'une plume à écrire, et sonde préalablement enduite d'huile, de glaire d'œuf (Trousseau), ou d'un corps gras contenant une substance médicamenteuse, et il pousse cette sonde sur l'indicateur en lui donnant une direction telle qu'elle glisse légèrement sur la paroi postérieure du pharynx. Si la sonde est recourbée, elle s'engage ordinairement d'elle-même dans l'œsophage ; si elle est droite, on doit avec l'index fléchir un peu son extrémité, tout en prenant garde de ne pas la porter trop en avant : le bec de la sonde ne doit pas abandonner

(1) Velpeau Médecine opératoire, t. III, p. 687.

la paroi postérieure du pharynx. Pour obtenir cette flexion, Trousseau tirait sur deux fils attachés à l'éponge qui termine la tige de baleine; nous jugeons ce procédé moins commode que le précédent. Le même médecin fait cette autre recommandation : « Comme l'obstacle se trouve presque toujours au niveau du larynx, il importe de le franchir vite, et pour le faire on pousse l'instrument en le tournant dans les doigts comme une vis, et en pressant avec assez de force, tout en soutenant avec la main qui est restée libre, le larynx qui est repoussé en bas, et qui entraîne l'œsophage avec lui (1). » Ces conseils doivent être suivis dans le cas que Trousseau suppose ici, mais ce cas d'obstacle au niveau du pharynx est loin d'être presque constant, comme l'indique ce passage. Dès que la sonde a pénétré dans l'œsophage, une légère pression suffit à la faire descendre, quand rien n'obstrue le tube œsophagien. Ajoutons que l'on doit toujours dans ce temps de l'opération agir avec prudence, et ne déployer presque aucune force. La sonde est retirée immédiatement ou laissée en place un temps variable, suivant la méthode thérapeutique que l'on a cru devoir préférer parmi celles que nous avons exposées plus haut. Si le cathéter doit rester en place un certain temps, on peut ramener son extrémité dans les fosses nasales à l'aide du procédé bien connu de Boyer : la sonde de Bellocq, introduite dans les fosses nasales, permet de faire arriver un fil dans la bouche, on y attache le bout supérieur de la sonde œsophagienne, puis on fait descendre cette extrémité de la sonde jusque dans le pharynx, et on la remonte par les fosses nasales avec le fil. Ce procédé est bien compliqué pour être employé souvent : dans la grande majorité des cas, on peut se dispenser d'y avoir recours, et nous avons vu que les malades supportaient ordinairement sans trop de difficulté le séjour de la sonde dans la bouche.

(1) Trousseau. Revue médico-chirurgicale, 1848, t. III, p. 162.

Le cathétérisme par la bouche est le plus facile et le plus simple ; on devra donc le préférer toutes les fois qu'aucune condition individuelle spéciale ne viendra y mettre obstacle ; on y aura recours dans l'exploration du tube œsophagien, dans les tentatives de propulsion ou d'extraction de corps étrangers, dans le traitement des rétrécissements, dans l'application du siphon stomacal, enfin dans l'alimentation, en dehors des cas de folie furieuse.

Le cathétérisme par les fosses nasales se pratique comme il suit : la tête étant dans la même position que précédemment, on porte dans l'axe des fosses nasales le cathéter qui doit être muni du mandrin articulé de Blanche ou du double mandrin de Baillarger. C'est seulement en se servant de ces instruments ingénieux qu'on peut espérer éviter tout accident, si cependant on ne disposait d'aucun de ces deux cathéters, on tenterait l'opération avec une sonde de petit volume munie d'un mandrin légèrement recourbé ; on ferait alors renverser fortement en arrière la tête du malade, et dès que l'instrument aurait parcouru toute l'étendue des fosses nasales, on verrait si l'on ne peut l'apercevoir dans le pharynx ; s'il se montre à ce niveau, il faut retirer le mandrin, faire pencher la tête un peu en avant et continuer à pousser la sonde avec précaution ; il est bon de la maintenir appliquée avec le doigt contre la paroi postérieure du pharynx. Cette manœuvre, si elle est possible, donne plus de chances d'éviter la pénétration dans le larynx. Mais cette opération faite sans instruments spéciaux est toujours difficile et parfois dangereuse.

La valeur du cathétérisme par les fosses nasales a été diversement appréciée : Velpeau le repousse toutes les fois qu'il n'est pas absolument impossible de cathétériser par la bouche ; l'opinion de Malgaigne sur ce procédé opératoire est également sévère ; et cette manière de voir nous semble justifiée. Bien que le cathétérisme par les fosses nasales soit journellement employé dans les maisons d'aliénés, et que Baillarger ait pu le répéter 620 fois sur un malade sans qu'aucun accident soit survenu, on ne doit jamais le préférer au cathétérisme par la bouche, lorsque l'on peut choisir entre les deux procédés. L'instrument qu'on introduit par le nez ne peut avoir qu'un très-petit volume, les indications obtenues sont moins exactes que celles données par la première méthode, l'opérateur ne peut manier le cathéter avec autant de précision ni se rendre aussi bien compte de sa position, enfin l'irritabilité excessive des fosses nasales rend ce procédé absolument impraticable chez certains individus. Les avantages du cathétérisme par le nez sont: la rareté plus grande du vomissement et l'absence de contusion du pharynx. Le vomissement est un des accidents les moins graves du cathétérisme de l'œsophage; il est produit soit par la présence de la sonde dans la bouche et son contact avec la luette, soit par l'intolérance de l'œsophage pour un corps étranger de la consistance et du volume du cathéter. Cette intolérance dépend aussi de la forme donnée à l'instrument; on sait que Switzer fut obligé de creuser d'une rainure vers sa partie médiane la bille d'ivoire qu'il laissait dans l'œsophage rétréci parce que la présence de ce corps arrondi amenait le vomissement. Si cet accident dépend de l'impression produite par la sonde sur la muqueuse buccale et le voile du palais, il est évident qu'à l'aide du cathétérisme par le nez on doit l'éviter. Il ne faudrait pas toutefois abandonner le cathétérisme par la bouche, opération plus facile et préférable à tous égards, parce que le malade aurait vomi à deux ou trois reprises différentes; il faut, croyons-nous, que le vomissement se répète d'une manière inquiétante pour que l'on songe à modifier le procédé opératoire. Quant à la contusion du pharynx, nous avons parlé plus haut de cet accident, et il est évident pour nous qu'il ne peut se produire que lorsqu'on fait le cathétérisme dans des conditions telles que la sonde vient heurter contre la paroi postérieure du pharynx. Le cathétérisme par le nez amenant la sonde à une direction presque parallèle à celle de cette paroi, la contusion est difficile, mais il ne faut pas oublier que le cathétérisme par la bouche, lorsqu'il est fait dans une bonne position de la tête, assure le même avantage. En résumé, nous pensons que l'introduction de la sonde par le nez est un procédé peu avantageux à tout point de vue, et nous croyons parfaitement justifiées les lignes suivantes de M. le professeur Béhier : « Je n'aime pas cette méthode. Le cathétérisme par les fosses nasales est un supplice pour le malade et une opération difficile pour le médecin. »

Nous avons énuméré dans le cours de ce travail les divers accidents que peut causer le cathétérisme de l'œsophage ; la plupart de ces accidents ne dépendent que fort peu de la méthode suivie par l'opérateur, il faut chercher leur véritable cause dont la nature même de la lésion qui a nécessité l'intervention chirurgicale, aussi avons-nous cru devoir donner leur histoire dans les chapitres relatifs à l'emploi du cathétérisme ; le lecteur trouve ainsi rapprochés, pour tel ou tel cas, l'indication opératoire et les dangers qu'elle fait courir. Mais il est un autre accident qui peut toujours survenir, quel que soit le fait pathologique qui a nécessité le cathétérisme : c'est l'introduction de la sonde dans le larynx. Nous avons dit que le renversement complet de la tête en arrière prédisposait beaucoup à cette direction antérieure du cathéter et à sa pénétration dans les voies aériennes, et nous avons constaté dans la même série d'expériences que si le cathétérisme est fait dans la demi-extension de la tête, on a presque la certitude que cet accident ne se produira pas ; la position de la tête est donc pour nous le fait domiñant dont dépendra le danger couru. On ne peut se rendre compte malheureusement de la façon dont s'est produite cette déviation dans les cas connus jusqu'à ce jour. On sait seulement que dans une observation citée par tous les auteurs et appartenant à Larrey (1), la cause dépendait entièrement du sujet ; l'épiglotte du malade avait été enlevée par un coup de feu ; la déglutition amenant une toux convulsive, suffocante, accompagnée de vomissements, on dut alimenter le malade avec la sonde œsophagienne, mais la sensibilité de la muqueuse du larynx présentait ce fait remarquable que le contact du cathéter ne semblait l'irriter aucunement, tandis que la plus petite quantité de liquide introduite dans le larynx provoquait un accès de toux suffocante. Il y avait donc là des conditions individuelles capables de favoriser la déviation de la sonde et d'empêcher de reconnaître l'accident au moment où il se produisait ; mais nous pensons que dans la plupart des cas, la pénétration de l'instrument dans les voies respiratoires provient de ce que l'opération n'est pas faite avec toute la régularité désirable. Cependant l'accident pouvant toujours se produire, malgré les précautions prises par l'opérateur, nous devons rechercher les moyens de reconnaître si la sonde est dans l'œsophage ou dans la trachée : pour cela, on a proposé de constater directement la situation du cathéter en portant l'index dans la gorge ; nous pensons que ce procédé ne peut donner des résultats bien nets ; en effet, lors même que le doigt arriverait jusqu'au larynx, il serait assez difficile de déterminer par le toucher la position exacte de la sonde, une telle exploration serait d'ailleurs bien pénible pour le malade. Blanche a conseillé de fermer l'instrument et de faire parler le malade, ou « s'il ne parle pas, de fermer avec le pouce le pavillon de la sonde et d'observer s'il n'éprouve pas de gêne dans la respiration ; » enfin, Desault raconte que dans une opération

(1) Larrey. Mémoires de chirurgie militaire, t. II, p. 145.

de cathétérisme par les fosses nasales, la sonde ayant pénétré dans le larynx, on en fut aussitôt averti « par une espèce de gargouillement et par l'agitation de la flamme d'une chandelle présentée à son ouverture, » et ce chirurgien ajoute : « cette déviation est fréquente ; il est même rare qu'on parvienne la première fois dans l'œsophage. Au reste l'inconvénient n'est pas grand ; il est facile de se reconnaître non pas par la vive douleur et la toux convulsive comme on l'a supposé (car ordinairement ni l'un ni l'autre n'ont lieu et les malades en paraissent même peu incommodés) mais par l'épreuve de la chandelle (1). » Ces quelques lignes nous semblent contenir plusieurs assertions qu'on ne saurait plus admettre aujourd'hui ; la déviation de la sonde dans le larynx est loin d'être un accident fréquent ; non-seulement il n'est pas rare qu'on parvienne la première fois dans l'œsophage, mais cet heureux résultat est obtenu dans l'immense majorité des cas ; de plus, l'introduction du cathéter dans les voies aériennes n'est pas un « petit inconvénient, » mais un fait d'une extrême gravité, surtout quand il n'y a ni toux ni douleur vive, on peut alors ne pas soupçonner l'accident et tuer le malade en lui versant une certaine quantité de liquide dans les bronches ; enfin « l'épreuve de la chandelle » laisse souvent le chirurgien dans la plus complète incertitude. Worbe (2), après avoir rapporté une observation dans laquelle le gargouillement et l'agitation de la flamme firent croire à la présence de la sonde dans les voies aériennes alors qu'elle était parfaitement engagée dans l'œsophage, écrit les lignes suivantes : « Si la vive douleur, la toux convulsive, le gargouillement, l'épreuve de la chandelle, ne montrent point certainement l'endroit qu'oc-

(1) Desault. Journal de chirurgie, p. 11.

(2) Worbe. Opinion sur les signes de la pénétration de la sonde de gomme élastique dans l'œsophage ou dans le larynx, Société médicale d'émulation, t. I.

cupe la sonde, comment reconnaître la présence de l'instrument dans le larynx? Comment s'assurer de sa pénétration dans l'œsophage? » et il conclut que le moyen le plus sûr est de continuer à pousser la sonde ; si elle est engagée dans la trachée, quand elle sera parvenue au niveau de l'origine des bronches, elle devra nécessairement s'arrêter « et par ce qui restera au dehors, on prononcera sûrement que la sonde est dans le larynx.» Ce moyen nous paraît devoir donner des résultats pour le moins aussi exacts que ceux que nous avons cités plus haut, mais il n'est peut-être pas sans danger de pousser ainsi un instrument dans la trachée jusqu'à ce qu'il soit arrêté par la bifurcation de ce canal, et puis l'arrêt du cathéter ne prouve pas absolument ce que l'on cherche à reconnaître, car un obstacle accidentel peut l'empêcher d'avancer alors même qu'il est dans l'œsophage. Tous ces procédés de recherche ont quelque valeur, mais ne conduisent pas à un diagnostic certain de la position de la sonde, aussi croyons-nous devoir revenir sur l'expérience de la flamme agitée par l'air. Worbe, trompé par cette expérience semble la dédaigner, mais elle peut, croyons-nous, donner de précieux renseignements si elle est soumise à certaines règles rationnelles ; d'où venait l'air qui s'échappait de la sonde dans le cas cité par Worbe? Cet air venait de l'estomac. Or, un gaz ne peut s'échapper de ce viscère avec la même régularité, le même rhythme que s'il venait du poumon ; la sonde étant dans l'œsophage, si l'on commande au malade de faire une forte inspiration, la flamme, au lieu d'être attirée vers la sonde sera plutôt repoussée, parce qu'alors la contraction du diaphragme pressera les viscères abdominaux et chassera de l'estomac une quantité d'air plus grande ; la sonde étant dans le larynx, le phénomène contraire se produira, la flamme sera attirée pendant l'inspiration et repoussée pendant l'expiration ; il faut prendre garde toutefois de ne pas boucher le nez et l'ouverture labiale pendant ces expériences, comme on serait tenté de le faire ; en effet, ces deux ouvertures étant fermées, si la sonde est arrêtée dans le pharynx, l'air inspiré et expiré, n'ayant pas d'autre issue, la traversera comme si elle était engagée dans les voies respiratoires ; au contraire, la bouche et le nez étant libres, l'air ne traversera la sonde que si elle a pénétré dans le larynx, que si elle est devenue en quelque sorte la continuation de la trachée. Bien que n'ayant pas eu l'occasion de réaliser expérimentalement ces données théoriques, il nous semble, vu la force et la régularité des mouvements respiratoires, que les résultats obtenus pourraient être parfaitement nets. Cette expérience qui, lorsqu'on s'en tient à constater l'agitation de la flamme signalée par les auteurs, ne donne que des résultats douteux, pourrait, étant ainsi complétée, être un bon moyen de diagnostic. On ne doit pas cependant oublier que le cathétérisme est pratiqué parfois dans des circonstances telles, qu'il est impossible de faire exécuter au patient les manœuvres nécessaires, si alors cette opération est faite dans le but de nourrir le malade, on ne devra pas la terminer avant d'avoir levé tous les doutes sur la situation de la sonde, et nous conseillerons dans ce cas, avec les médecins aliénistes, de commencer par verser quelques gouttes de la préparation alimentaire ; si la sonde est dans le larynx, on aura provoqué, il est vrai, un terrible accès de suffocation, mais on ne se sera pas exposé à causer instantanément la mort en remplissant de liquide les voies respiratoires.

CONCLUSIONS

1° Lorsqu'on moule l'œsophage sur un sujet intact en écartant ses parois par le seul poids du liquide et sans employer aucune force capable de les dilater, les dimensions de ce canal sont les suivantes : le calibre est de 14 millimètres à son extrémité supérieure ; puis il augmente quelque peu et diminue de nouveau, de telle sorte qu'il est encore de 14 millim. à 7 centimètres de l'origine. Ce point est celui où l'aorte est en rapport avec l'œsophage.

A sa partie moyenne, l'œsophage atteint 22 millim. de diamètre.

Le diamètre de la partie inférieure est de 12 millimètres.

2° Les diverses parties de l'œsophage sont inégalement dilatables : sous une pression uniforme et poussée jusqu'à ce que les diamètres ne semblent plus augmenter, on trouve que l'origine et le second point rétréci n'ont pas un calibre supérieur à 18 millimètres : ce chiffre représente donc le volume maximum des instruments qu'on peut faire pénétrer dans l'œsophage, et la plus grande dilatation qu'on doive chercher à obtenir en ces points.

La partie moyenne peut atteindre un calibre de 35 millimètres.

La partie inférieure peut être portée jusqu'à 22 ou 25 : cette partie rétrécie est donc extrêmement dilatable.

3° Le rétrécissement qui marque l'origine de l'œsophage est dû à la fois à l'étroitesse réelle des tuniques à ce niveau et à l'existence d'un anneau musculaire resserrant l'orifice.

Le tissu musculaire n'intervient en rien dans la formation du second rétrécissement (à 7 cent.). L'étude des cas de malformations montre que le petit calibre de l'œsophage, à ce niveau, est un reste de l'état embryonnaire : c'est en ce point que se réunissent les deux culs-de-sac stomacal et pharyngien. Les rétrécissements congénitaux doivent donc habituellement siéger à cette hauteur et ne sont que l'exagération de l'état normal.

Le rétrécissement inférieur est dû au passage de l'œsophage à travers un long canal que lui fournit le diaphragme.

4° L'étude de la dilatabilité de la partie inférieure de l'œsophage semble démontrer que ce canal ne pénètre pas dans l'abdomen : le nom de *portion diaphragmatique* conviendrait mieux que celui de *portion abdominale* à la dernière partie de l'œsophage.

5° La distance qui sépare les dents incisives supérieures de l'origine de l'œsophage est de 14 centimètres et demi en moyenne, la tête étant légèrement renversée en arrière.

6° On ne doit jamais dans les cas de dysphagie pratiquer le cathétérisme explorateur avant d'avoir ausculté le malade ; ce moyen ne sera employé qu'après tous les autres, et si l'on n'a rien découvert qui contr'indique cette opération.

7° Dans les cas où des symptômes obscurs font soupçonner la présence d'un corps étranger dans l'œsophage, il ne faut pas s'attendre à rencontrer un obstacle en explorant ce canal avec le cathéter ; on peut obtenir seulement la sensation de corps dur ; le cathétérisme doit donc être essayé d'abord avec une olive d'ivoire ou d'argent vissée à une tige métallique ; si cette sensation fait défaut, on recherchera des traces de sang ou de pus sur une éponge attachée au bout de la sonde.

8° Pour reconnaître le siége d'un rétrécissement, il serait bon d'employer un cathéter à tige graduée, à partir de 14

centimètres 1ι2 de l'extrémité supérieure (distance des incisives supérieures à l'origine de l'œsophage) ; pour évaluer le
calibre d'un rétrécissement, quelle que soit sa nature, il faut
tenir compte de la rétraction spasmodique et du diamètre
normal de l'œsophage au point rétréci.

9° Le cathétérisme seul permet de diagnostiquer un rétrécissement ou une obstruction de l'œsophage chez le nouveau-
né ; le calibre normal de l'œsophage à cet âge est de 4 millimètres aux points les plus étroits ; la distance du bord
gingival supérieur au cardia est de 17 centimètres.

10° Le cathétérisme ne doit pas être pratiqué dans les cas
de plaie de l'œsophage à sa partie thoracique ; les plaies au
niveau de la région cervicale nécessitent le plus souvent
cette opération, mais elle doit être faite avec une trèspetite sonde.

11° Le cathétérisme par les fosses nasales chez les aliénés
ne doit être pratiqué qu'avec des sondes munies de man-
drins de Baillarger ou de Blanche ; la sonde de Leuret est
inapplicable dans ces cas.

12° Lorsqu'un corps étranger de l'œsophage produit de la
suffocation, on doit préférer le cathétérisme dans le but de
pousser ce corps vers l'estomac, s'il est de consistance molle ;
on doit pratiquer la trachéotomie, si le corps est dur ou
irrégulier.

13° Le cathétérisme pratiqué dans le but d'extraire une
pièce de monnaie de l'œsophage n'est pas sans danger.
L'extraction des corps irréguliers et anguleux doit être
tentée avec la plus grande prudence.

14° Dans les cas de dysphagie par compression anévrysmale, le cathétérisme peut être employé; il faut savoir
toutefois qu'il n'y a pas de relation directe entre l'intensité
de la dysphagie, et la rupture possible de l'anévrysme dans
l'œsophage.

15° Dans les cas de rétrécissement spasmodique, on doit

avoir recours au cathétérisme d'abord, puis à la dilatation brusque si le cathétérisme ne suffit pas.

16° Dans les rétrécissements inflammatoires, le cathétérisme ne doit être employé que lorsque l'inflammation a disparu. Le but de l'opération est alors d'amener la résorption des produits plastiques.

17° Dans les cas de rétrécissements cancéreux, le cathétérisme ne doit avoir d'autre but que d'alimenter le malade; la sonde de Leuret pourrait être employée dans ces cas.

18° Dans le traitement des rétrécissements cicatriciels, il ne faut pas prolonger trop les tentatives de cathétérisme, quand elles restent infructueuses pendant un certain temps. On doit avoir recours alors à l'œsophagotomie interne.

19° La grande difficulté du cathétérisme tient à l'angle que forme la bouche avec l'axe de l'œsophage.

20° Un léger renversement de la tête en arrière est la position la plus favorable au cathétérisme.

21° L'introduction de la sonde dans le larynx peut être évitée, quand l'opération est régulièrement faite. L'agitation de la flamme d'une bougie placée devant la sonde est un des meilleurs moyens de reconnaître cette pénétration du cathéter dans les voies respiratoires.

TABLE DES MATIÈRES.

CALIBRE DE L'ŒSOPHAGE.

CATHÉTÉRISME ŒSOPHAGIEN.

Paris. — A. PARENT, imprimeur de la Faculté de Médecine, rue M.-le-Prince, 31.